幼児・
小学生ママ
必読！

成功する子は
食べ物が
9割
最強レシピ

監修
予防医療コンサルタント
細川モモ
料理
ダンノマリコ

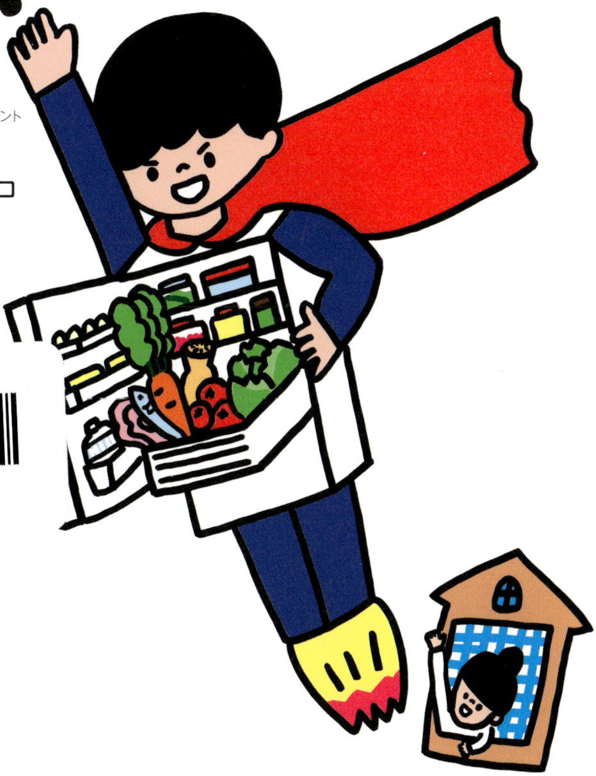

主婦の友社

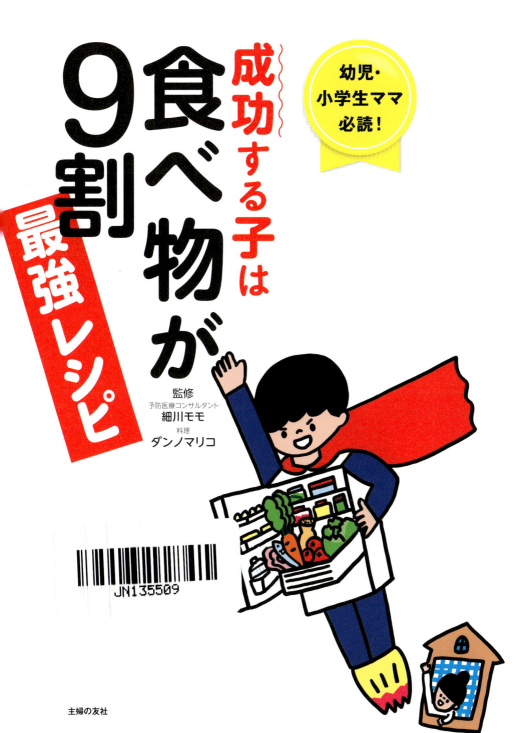

買い物はココを見のがすな！
スーパー迷路MAP

たくさんの商品から「体に本当に必要なもの」を見つけられるかな？　親子でトライしよう。好きなものだけ買っちゃダメだよ！

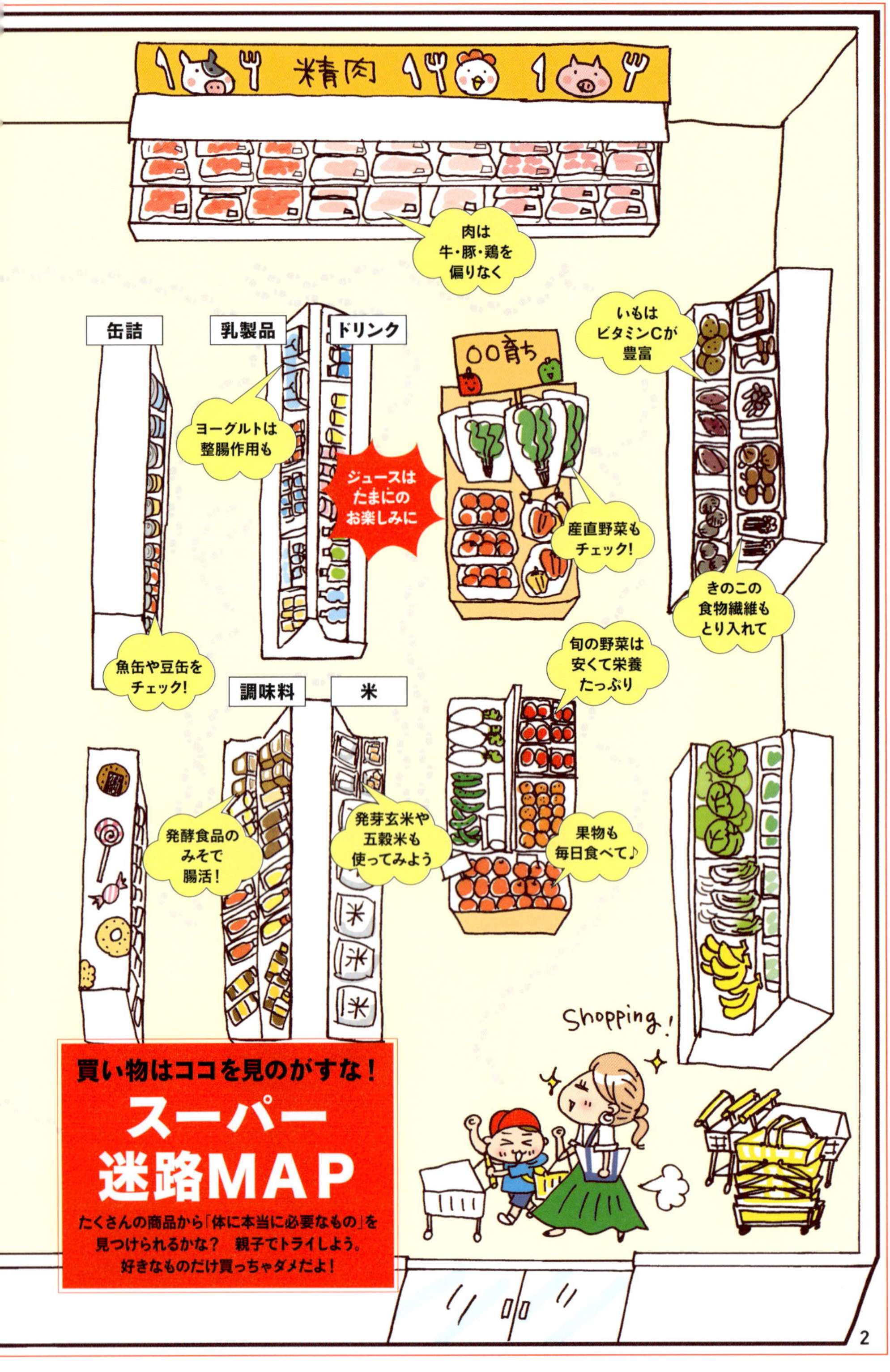

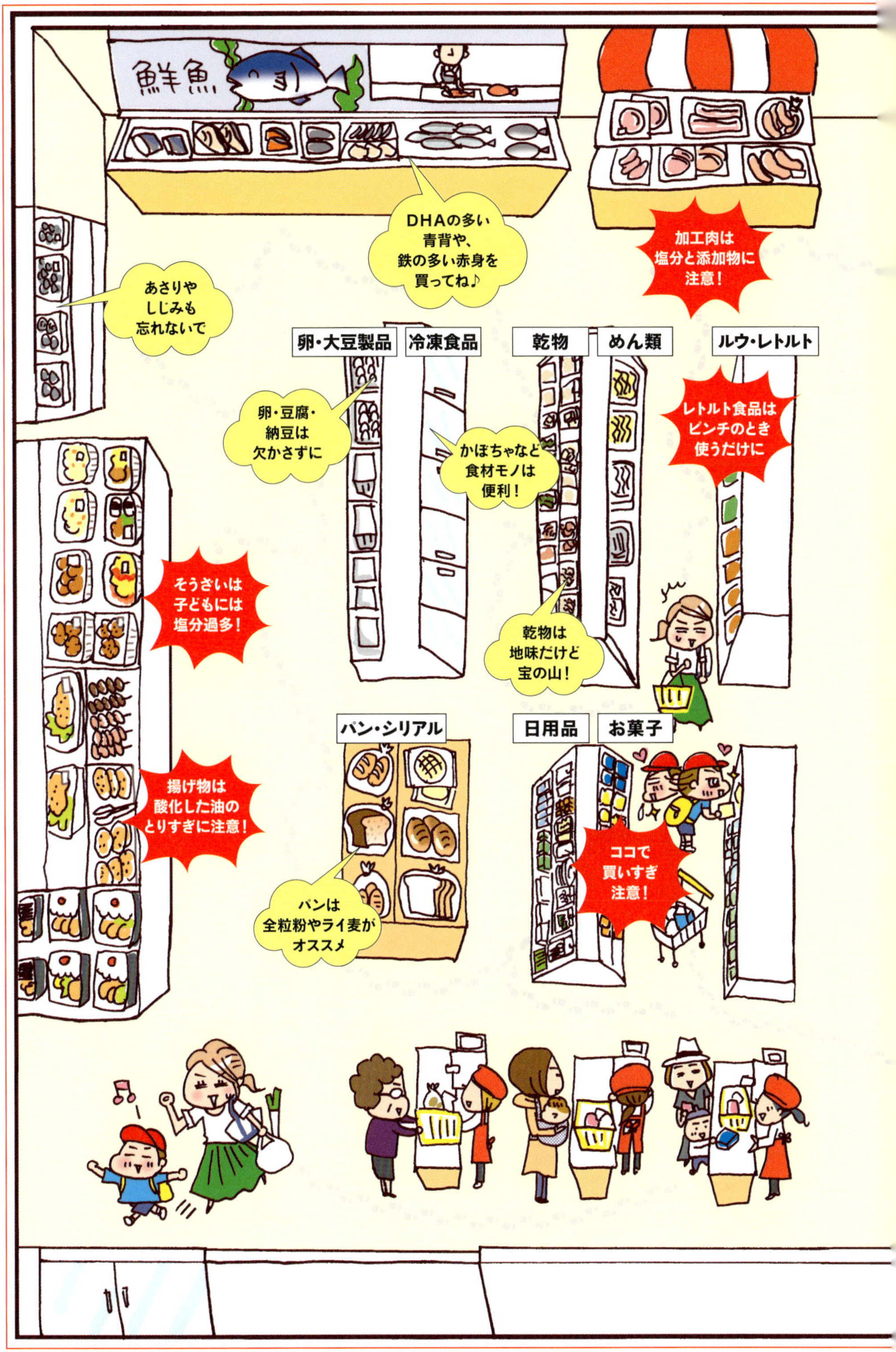
鮮魚
DHAの多い青背や、鉄の多い赤身を買ってね♪
加工肉は塩分と添加物に注意！
あさりやしじみも忘れないで
卵・大豆製品
冷凍食品
乾物
めん類
ルウ・レトルト
レトルト食品はピンチのとき使うだけに
卵・豆腐・納豆は欠かさずに
かぼちゃなど食材モノは便利！
そうざいは子どもには塩分過多！
乾物は地味だけど宝の山！
パン・シリアル
日用品
お菓子
揚げ物は酸化した油のとりすぎに注意！
ココで買いすぎ注意！
パンは全粒粉やライ麦がオススメ

これらの食材を補充せよ!!

レジに並ぶ前に、カゴの中身をチェック!

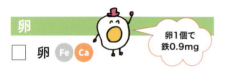

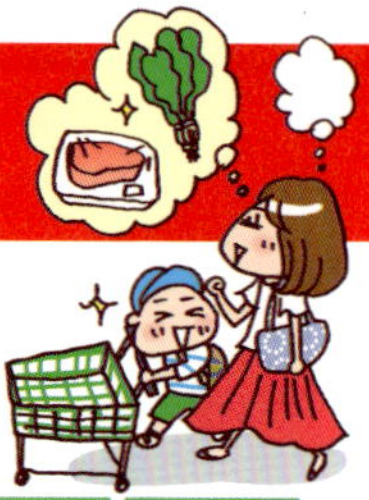

生鮮食品

新鮮な食材は栄養価も高い

卵

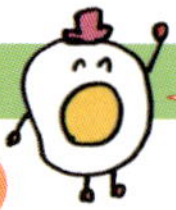

卵1個で
鉄0.9mg

- [ ] 卵 Fe Ca

魚介・海藻

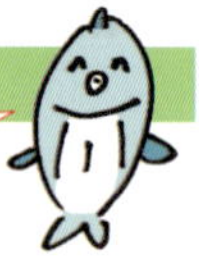

旬の魚を
見のがさない

- [ ] 鮭 DHA
- [ ] しらす干し・ちりめんじゃこ Ca DHA
- [ ] 赤身の魚 Fe DHA
- [ ] 白身の魚 DHA
- [ ] 青背の魚 DHA
- [ ] 貝類 Fe Ca
- [ ] いか・たこ
- [ ] めかぶ・もずく

肉

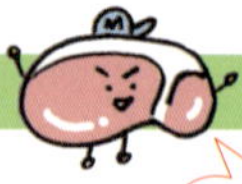

鉄が多いのは
赤身!

- [ ] 牛肉 Fe
- [ ] 豚肉 Fe
- [ ] 鶏肉

大豆製品

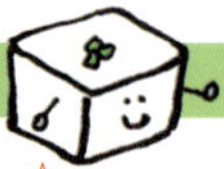

意外に
カルシウム
あり

- [ ] 豆腐 Ca
- [ ] 納豆 Fe Ca
- [ ] みそ

野菜

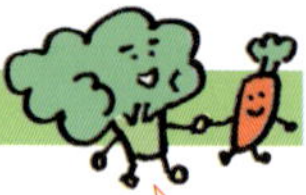

青菜には
Fe・Caが多い

- [ ] 緑黄色野菜
- [ ] 淡色野菜

果物

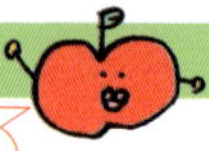

なるべく
国産を

- [ ] 季節の果物

いも・きのこ

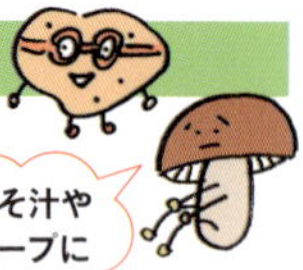

みそ汁や
スープに

- [ ] じゃがいも
- [ ] さつまいも
- [ ] 長いも・里いも
- [ ] しいたけ・えのきだけ・なめこなど

乳製品

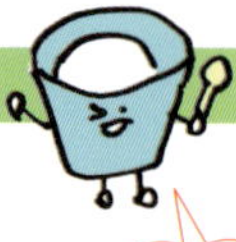

朝食や
おやつに

- [ ] 牛乳 Ca
- [ ] ヨーグルト Ca
- [ ] チーズ Ca

レジかごの中身が親子の体型！

スーパーマーケットでは、栄養バランスよく食材を選びましょう！

不足させがちな3つの栄養素を
多く含む食材にマークをつけました。

Fe ＝ 鉄

Ca ＝ カルシウム

DHA ＝ DHA（必須脂肪酸）

常備品

安売りをねらってストック

乾物

- □ かつお節 DHA
- □ 桜えび・小えび Ca
- □ 煮干し Ca
- □ のり Ca
- □ カットわかめ Ca
- □ ひじき Fe Ca
- □ 切り干し大根 Fe Ca
- □ 高野豆腐 Fe Ca
- □ きな粉 Ca
- □ ごま Fe Ca
- □ ナッツ
- □ ドライフルーツ

実はDHAが豊富！

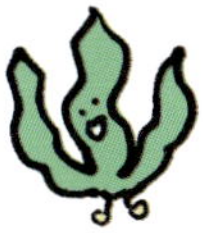

海藻はミネラルの宝庫！

みそ汁、酢の物、まぜごはん、
ふりかけ、卵焼き、ごまあえ、
スムージー、マフィン……
何にでもまぜ込んで！

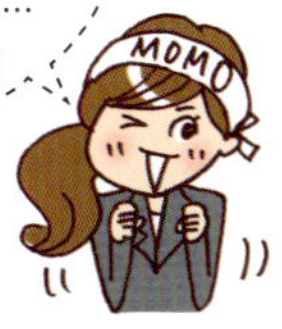

穀類

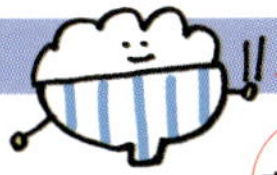

- □ 米
- □ 発芽玄米 Fe Ca
- □ 雑穀米 Fe Ca
- □ ライ麦パン・全粒粉パン Fe
- □ スパゲッティ
- □ そば Fe
- □ うどん

玄米や雑穀米を白米にまぜてみよう

GI値が低いものを（p.23参照）

缶詰（ドライパック）

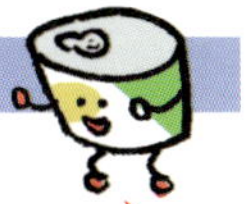

- □ ツナ缶 Fe DHA
- □ さば缶 Fe Ca DHA
- □ いわし缶・さんま缶 Fe Ca DHA
- □ 大豆ドライパック Fe Ca
- □ トマト缶（紙パック）
- □ コーン缶（ドライパック）

栄養が足りないときに

はじめに

子育ては体力勝負！
頭も体もめいっぱい使って、毎日ヘトヘトになりますよね。
そんな状況で、完璧な食生活を目ざすのは大変。

それでも、食事でパワーを満たすことは欠かせません！
「なんで？」と聞かれれば、
それは、元気に毎日を楽しむため。
将来、子どもが自分の夢をかなえるため。
20年後に「子育てをがんばってよかった」と思うため。

成長期の子どもを伸ばすのは、食事の力。
でも同時に、お母さんも食べて元気でいないと、
子育てという〝フルマラソン〟を走りきれません！
元気で体力のあるお母さんは
子育て満足度が高くて、幸せと感じています。

※ラブテリ「こどもすくよか調査２０１９」より

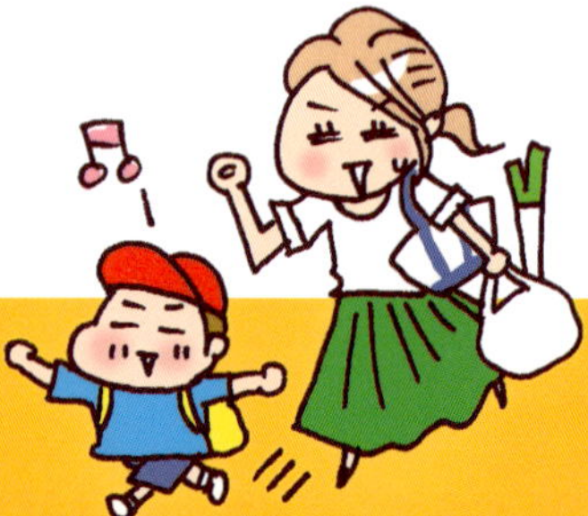

食事という栄養補給は、
1日3回、1年で1000回もあるんです。
今の食事を少し改善するだけでも、
体が変わり、気持ちは前向きになります。
疲れやすい、イライラする、朝起きられない、集中力がない……
子どもに、あるいは親にもそんな不調があるなら、
買い物カゴの中身を見直しましょう！

お母さんの〝めんどう〟や〝大変〟をふやさずに、
体に必要な栄養素がそろうように
この本にはたくさんのノウハウが詰まっています。

今日から1つでも、6〜7割でいいから実践してほしい！
子どもの人生の成功を、食事で応援しましょう。

私も日々、奮闘しています！
じょうずに手抜きしつつも、
今しかない子どもの成長期を
支えていきましょう!!

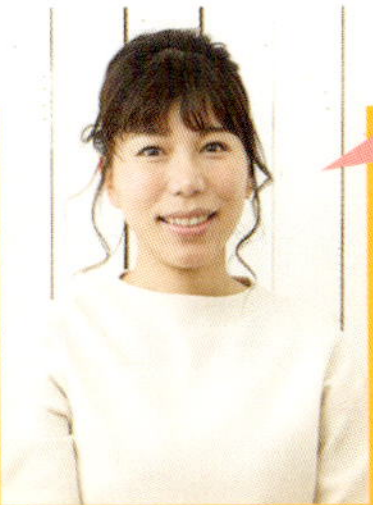

予防医療コンサルタント
細川モモ

予防医療コンサルタント・細川モモさん（MOMO）と
管理栄養士・風間幸代さん（YUKI）の

では「カラダの中身」は見えない

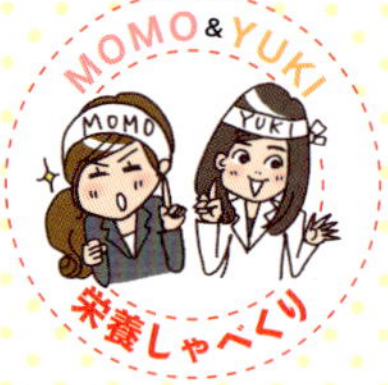

筋肉や骨は強い？　血液は豊か？　見た目ではわからない〝中身〟が大事！

MOMO　「うちの子、ちゃんと育っている？」と心配になったときは、**成長曲線に子どもの身長・体重を書き込んでみる**といいですね。

YUKI　うちの中2の娘は165㎝もあって成長曲線を超えていますが、理想体型。小6の息子は平均より少し小さめ。姉弟で体型の違いはありますが、2人とも年間を通してかぜをひかずに皆勤賞です！

MOMO　**成長曲線の上のほうでも、下のほうでも、カーブに沿って元気に成長していればいい**んです。

YUKI　ただ、自治体の「小児生活習慣病予防健診」★1で引っかかる子は、小学生の4～5人に1人もいますよね。体が育っていても、中身が育っているかどうかは別問題。

MOMO　成長曲線の注意点としては、**発育不良や「やせ」「肥満」の目安にはなっても、身長・体重だけでは「筋肉がついているか」「骨が強いか」「血液が豊富か」といった体の中身はわからない**こと。

YUKI　学校の健康診断では、骨密度の測定や血液検査はしないですしね。

MOMO　**疲れやすい、朝起きられない、かぜをひきやすい、骨折しやすいなど、気になることがあれば、栄養不足かも？**　外で日に当たる時間の減少とも関係していますが、子どもの骨折率は右肩上がりにふえています。

YUKI　息子のサッカーチームでも、すぐに骨折する子、ケガの多い子がいます。見ていると、練習中のお弁当はおにぎりだけでたんぱく質がない、試合後には甘い炭酸飲料を飲むなど、食事内容が影響しているのではと感じます。

★1　小・中学生に実施。肥満度を算出し、血圧、血糖値、コレステロール値、貧血の有無などを調べる。自治体によって実施率が異なる。

成長曲線だけ

全身の筋肉量は「握力」でわかる！ 筋肉をつけるには、野菜も食べさせる

MOMO　明らかな「肥満」ではないから、「うちの子は大丈夫」と思っているお母さんは多いですね。

YUKI　お菓子でカロリーをとって大きくなっても、体脂肪率が高い〝隠れ肥満〟で筋力が育っていないとか。

MOMO　「うちの子は筋肉がきちんとついている？」と疑問に思ったときに、**全身の筋力の指標となるのが「握力」。**握力が弱いと、全身の筋力も少なく、体力も低い傾向に。

YUKI　筋肉をつけるには毎食〝片手ひと盛り〟のたんぱく質なのですが、それに加えて食品摂取の多様性を示す**10品目★2のバランスがよいほど、握力が高い**こともわかっていますね。

MOMO　肉だけ食べても、筋肉はつかない。スポーツをして体をいっぱい動かすと活性酸素★3が出て、筋肉は活性酸素に攻撃されて減少してしまうんです。野菜や果物の抗酸化成分が活性酸素と闘ってくれると筋肉の分解が抑制されます。

YUKI　**筋肉って毎秒毎秒分解されるので、それを抑制するのが野菜や果物のチカラ！**　息子にも、運動後には野菜（特に抗酸化成分が多く含まれる緑黄色野菜）を積極的に食べさせています。

MOMO　運動すれば筋肉がつく、と思いますよね。でも逆に栄養素の必要量がふえ、見合う分を食事からとれないと筋肉から削られるんです。スポーツ骨折、スポーツ貧血も多い。

YUKI　だから「勝つために食べな！」と言います。「Vメシ」（笑）。

MOMO　**全身の筋肉量が多い子は、基礎体力があって、持久力が高い！**スポーツだけでなく、勉強で力を発揮するためにも大事ですよ。

子どもの体力測定の結果とくらべてみて！

小・中学生、高校生の「握力（kg）」平均値

年齢	男子	女子
6才	9.42	8.86
7才	11.13	10.45
8才	13.11	12.35
9才	14.90	14.16
10才	16.86	16.85
11才	19.99	19.85
12才	24.15	21.66
13才	29.60	24.23
14才	34.79	25.53
15才	36.95	25.41
16才	40.22	26.32
17才	42.08	26.75
18才	41.45	26.80

スポーツ庁　平成29年度体力・運動能力調査報告書「3. 統計数値表」を参考にした、握力の年齢別平均値

★2　1肉 2魚介類 3卵 4大豆・大豆製品 5牛乳・乳製品 6緑黄色野菜 7海藻類 8いも 9果実 10油を使った料理の、10品目の栄養バランスがよい人ほど、筋肉量も多いということがわかった（対象：働く女性352人、平均年齢31.8才　2016年度第3期「まるのうち保健室報告書」より）。

★3　活性酸素は体の細胞をさびつかせる、健康の大敵。呼吸でとり入れた酸素のほか、ストレスや喫煙なども発生原因になる。

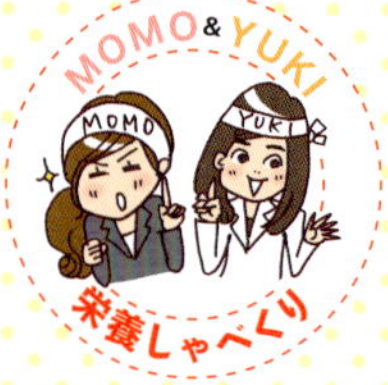
MOMO & YUKI
MOMO
YUKI
栄養しゃべくり

「鉄」が足りない！ 枯渇している！

子どもの4割弱に鉄不足の疑いアリ！ お母さんは3人に1人が〝隠れ貧血〟

MOMO　ラブテリが実施した「こどもすくよか調査」では、2～5才の子どもの約4割に貧血が疑われる結果でした。子どもの貧血は大人の貧血とは違った、成長への影響があります。

YUKI　**乳児期の鉄★1欠乏性貧血に気づかないでいると、5才の時点で認知能力や運動発達、感情面での発達にも遅延が見られる**ことが厚生労働省からも発表されていますね。

MOMO　小学生になっても鉄は発達の要です。11～13才には身長が著しく伸びる「成長スパート」を迎えますが、**運動量・筋肉量が多い子ほど貯蔵鉄が少なく、貧血になりやすい**という報告があります。

YUKI　お母さん世代も4人に1人がやせ型で、食事量と鉄の摂取が少ないから、お母さんの貧血も心配です。

MOMO　こどもすくよか調査では、「出産時に出血量が多かった」「月経時に出血量が多い」お母さんほど貧血があり、**貧血がなく、体力があると感じているお母さんほど、子育て満足度が高い**という結果に。

YUKI　それ、まさに私！　1人目の出産では出血がひどく、★2ヘモグロビン濃度が9g／dℓまで落ちました。でも受診する暇もなくて、BM★3I16までやせてしまい、子育てがつらくて泣いてばかり……。

MOMO　お母さんの疲れやすさや、メンタル面での浮き沈み、抜け毛、顔色の悪さなど、**心身の不調の背景に貧血がある可能性は高い**です。

YUKI　私は食べるしかない！と奮起し、3年かけてBMI19まで戻しました。今はかぜをほとんどひかないし、冷えないし、疲れない。**食べることで、体は変われるんです。**

親が栄養の重要性も食材も知っていると子どもの貧血リスクが低い！

貧血リスクと鉄を含む食材の認知度

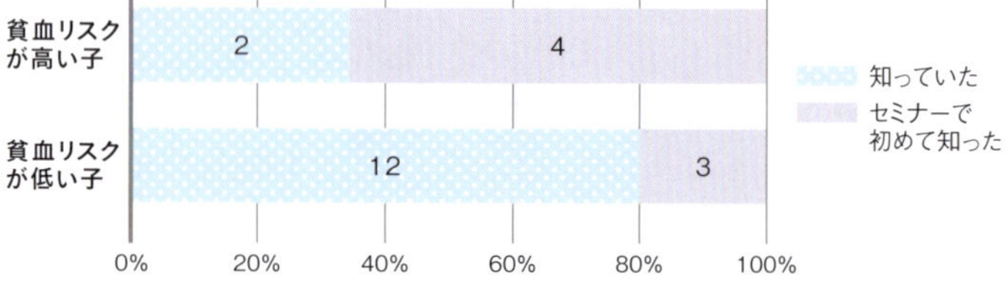
貧血リスクが高い子
貧血リスクが低い子
2
4
12
3
知っていた
セミナーで初めて知った
0%
20%
40%
60%
80%
100%

ラブテリ「こどもすくよか調査（大阪2019）」対象：0～8才（有効数21）

日本人はみんな

牛肉、あさりなど1日1つは鉄強化！ 鉄添加のおやつも活用してみて

MOMO 鉄の重要性は知っているのに、何もやっていないお母さんが多いのは、鉄のとり方を知らないせい？

YUKI 効率よく鉄をとるには「牛赤身肉」がいいから、特売で買って！ 豚肉なら赤身肉（ヒレなど）をカツにする、鉄の王者・レバーはカレー粉でいためると、子どもが喜びます。

MOMO 離乳食後期から**今日は牛肉、明日はあさり、など「1日1つは鉄強化の食材を使う」**「おやつでも鉄を意識する」という工夫で、娘のヘモグロビン濃度は平均以上の14g／dℓでした。努力したかいがありました。

YUKI お母さんに鉄の意識が高いと、結果に結びつきますね！ ほかにも、**高野豆腐、納豆、小松菜、ほうれんそう、卵、貝類、切り干し大根、ひじき、ごまなどは、鉄と同時にカルシウムもとれて一石二鳥。**ぜひストックして♪

MOMO ちなみに、**日本女性の鉄摂取量は1日6・74mgと、世界各国と比較しても少ない**です。アメリカでは14・4mg、イギリスは11・1mg（いずれも女性）など、政府の指導で主食に鉄を添加しているから数値が高い。

YUKI 「日本人の食事摂取基準」では、月経のある女子とお母さんの鉄の推奨量は10・5〜12mgと特に多い。カルシウムは小学校高学年で700〜1000mg。こうなると、食事だけでとるのは至難のわざ……。

MOMO 成長期に必要量がふえる鉄とカルシウムは、栄養士さんでも、給食で1日の3分の1量をとれる献立づくりにすごく苦労しているくらい。

YUKI 最近では、**鉄やカルシウムの栄養を強化した食品もふえたので、おやつなどでじょうずに使って！**

1日にとりたい推奨量

カルシウム(mg)			鉄(mg)	
男	女	年齢(才)	男	女（月経あり）
600	550	3〜5	5.5	5.5
600	550	6〜7	5.5	5.5
650	750	8〜9	7.0	7.5
700	750	10〜11	8.5	8.5 (12.0)
1000	800	12〜14	10.0	8.5 (12.0)
800	650	15〜17	10.0	7.0 (10.5)
800	650	18〜29	7.5	6.5 (10.5)
750	650	30〜49	7.5	6.5 (10.5)
750	650	50〜64	7.5	6.5 (11.0)

月経の出血量が多い場合は14〜16mg必要！

厚生労働省「日本人の食事摂取基準」2020年版

★1 体内の鉄が不足して、血液中の赤血球にあるヘモグロビン濃度が低くなり、全身に十分な酸素が運ばれなくなって起こる貧血。

★2 男性はヘモグロビン濃度が13g/dℓ以下、女性は12g/dℓ以下で「貧血」と判断される。

★3 BMI（ボディ・マス・インデックス）は、体重（kg）÷身長（m）÷身長（m）から算出される体格指数。50kgで158㎝なら、50÷1.58÷1.58=BMI20。18.5未満はやせぎみ、18.5〜25未満は標準、25以上は肥満。医学的に最も病気になりにくい数値は22。

Ca カルシウムをとるメニュー例

750mg以上

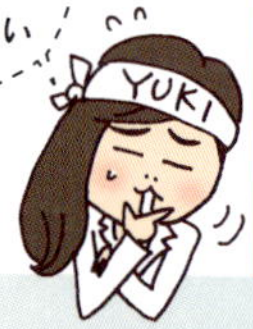
YUKI

推奨量をとるのはむずかしい

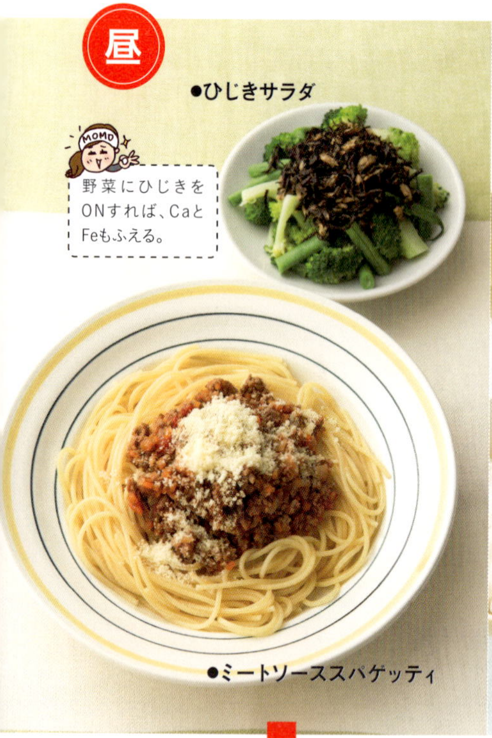
昼
●ひじきサラダ
MOMO
野菜にひじきをONすれば、CaとFeもふえる。
●ミートソーススパゲッティ

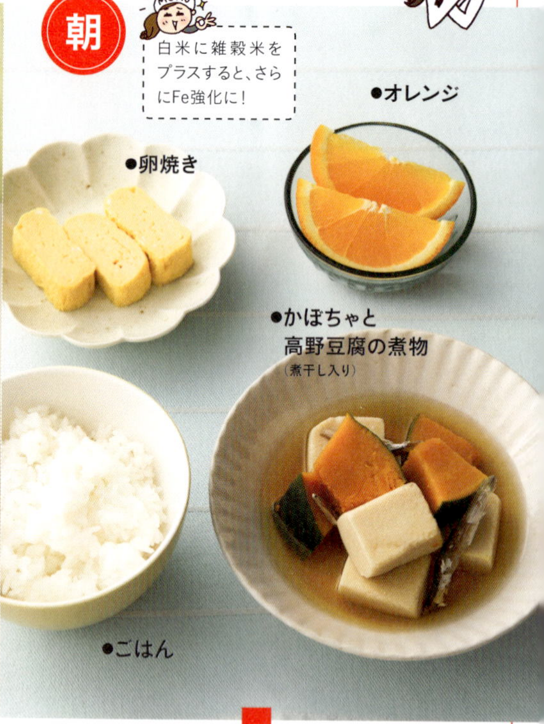
朝
MOMO
白米に雑穀米をプラスすると、さらにFe強化に！
●オレンジ
●卵焼き
●かぼちゃと高野豆腐の煮物
（煮干し入り）
●ごはん

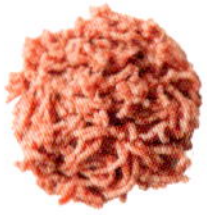	合いびき肉 60g	Fe	1.8mg
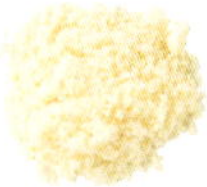	粉チーズ 5g	Ca	65mg
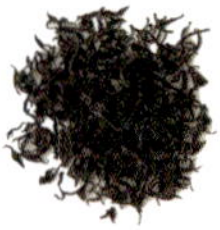	ひじき 2g	Fe	1.2mg
		Ca	28mg

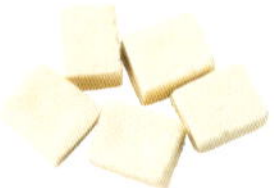	高野豆腐 15g	Fe	1.0mg
		Ca	99mg
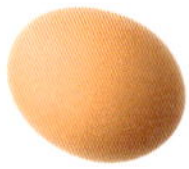	卵1個	Fe	0.9mg
		Ca	26mg
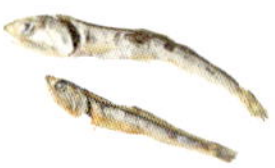	煮干し 5g	Ca	110mg

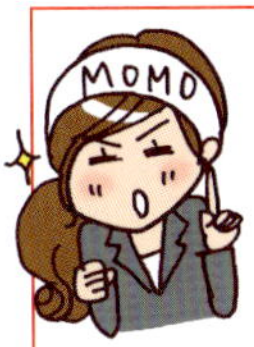
MOMO

毎日
コツコツ
とるしかない

鉄とカルシウムを最も必要とする成長期に、
どうすれば食事で推奨量がとれるの？
最強メニューを見える化しました！

1日分の Fe 鉄と

13mg以上

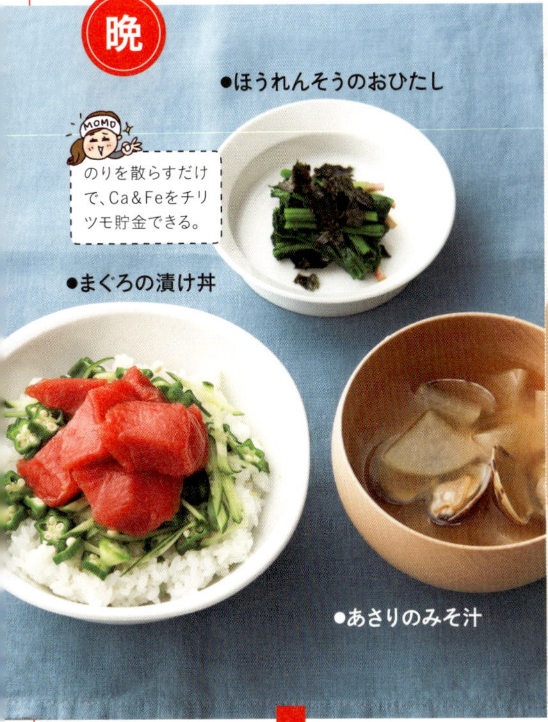
晩
●ほうれんそうのおひたし
MOMO
のりを散らすだけで、Ca&Feをチリツモ貯金できる。
●まぐろの漬け丼
●あさりのみそ汁

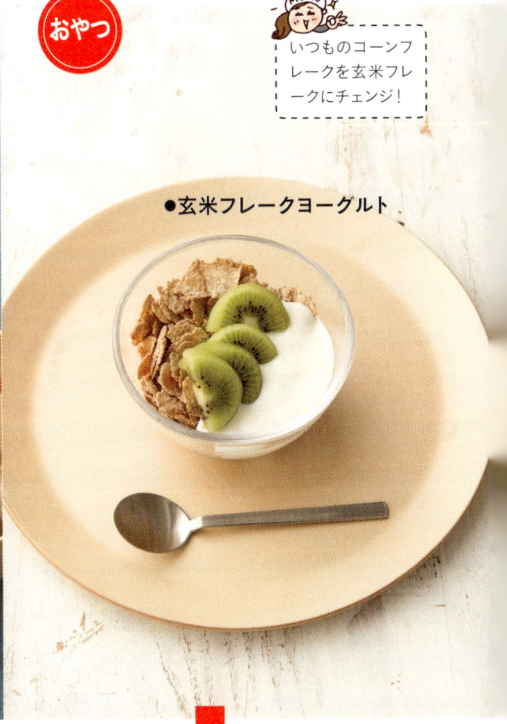
おやつ
MOMO
いつものコーンフレークを玄米フレークにチェンジ！
●玄米フレークヨーグルト

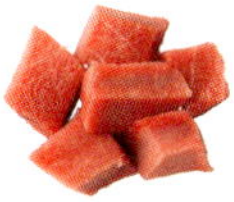	まぐろ 60g	Fe	0.8mg
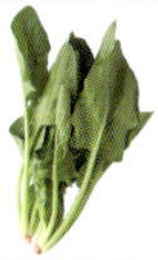	ほうれんそう 40g	Fe	0.8mg
		Ca	20mg
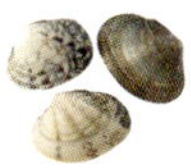	あさり 30g	Fe	1.1mg
		Ca	20mg

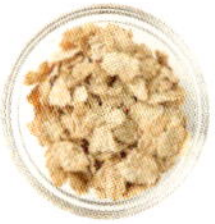	鉄・カルシウム入り玄米フレーク 40g	Fe	3.8mg
		Ca	163mg
	鉄・カルシウム入りヨーグルト 100g	Fe	2.5mg
		Ca	243mg

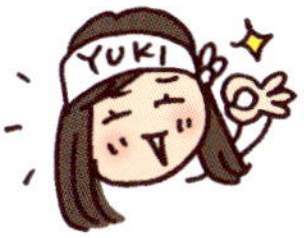
YUKI

こんなに食べてどうにか達成！

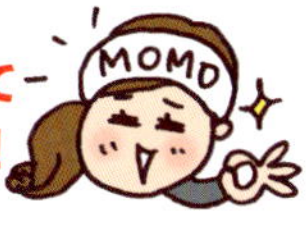
MOMO

主な食材の鉄と

うんちは「前日の食事の成績表」

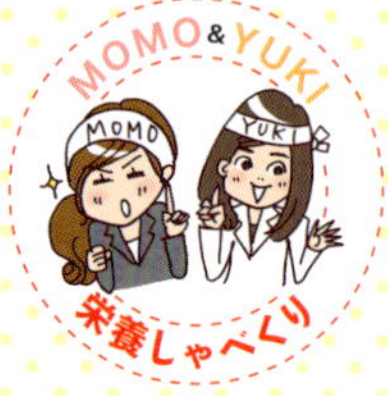

子どもの食事の適量、内容の良し悪しはうんちが教えてくれる

MOMO　実は、お母さんは毎日、子どもの「前日の食事の成績表」を受けとっているんですよね。

YUKI　それはズバリ〝うんち〟。「便秘は体質だから」と思いがちですが、**便には前日に食べたものがそのまま反映されます（親も同じ！）。**

MOMO　排便習慣をつけるには、１日３食をしっかり食べることは鉄則。朝ごはん抜きや、量が少ないと、１日の食事量そのものが足りないので、便のかさも減ってしまいます。

YUKI　忙しいとラーメン、カレー、牛丼などが続きがちですが、悪玉菌をふやす脂肪の多い食事も、腸内環境を乱す原因になっていますね。

MOMO　パンが主食の場合は、水分不足もあるかも？　**ごはん＋みそ汁の和食は水分が多く、野菜、大豆製品、海藻、きのこなどで食物繊維や便をやわらかくするマグネシウムもとれます。**和食派は排便回数が多く、Ｏ１５７に感染しても重症化しにくいという報告もありますね。

YUKI　成長期に「鉄とカルシウム補充」は大前提です。同時に、食材数が多くなるほど栄養素がふえ、便秘にならないし、病気にもなりません。だから、いろいろ食べないと！

栄養不足は病気に直結する！　子どもは母親が教え込んで食べさせるしかない

MOMO　私たちはスーパーに行っても、職業がら、食材が栄養素にしか見えない（笑）。たんぱく質、鉄、ビタミンＣも買ったぞ、みたいな。

YUKI　ケガや体調不良、生活習慣病の子どもをたくさん見てきて、それに食が直結しているのがわかるだけに、食費は減らせない。**将来の健康のための投資だと思って！**

MOMO　でも忙しいお母さんが、料理をすべて自分でやるのは無理。完璧を求めると倒れるから、**10割じゃなくて「７割できればいい」んです。**

YUKI　ファミレスや回転ずし、ごほうびのケーキもＯＫ！　それが３割の手抜きの日にあっていいけど、毎日だと病気になるよ、ですね。

MOMO　好き嫌いが多いという悩みも聞きますが、私は子ども時代、嫌いなものも食べさせられた記憶があります。**「好きなものを食べたいなら早く自立しなさい」と育てられました。**

YUKI　私は、**「これを食べると体にどんなよいことがあるか」をくり返し伝え、洗脳しています（笑）。**「この選手は野菜をたくさん食べて活躍しているよ」など、男の子は憧れの選手の名前を出すと響くかも!?

MOMO　**人生１００年時代、子どもへの最大のギフトは一にも二にも、丈夫なカラダ。**特に発達に大切な鉄やＤＨＡは、含まれる食材が限られるので、好き嫌い優先にはできません。私もあの手この手！　母はネバーギブアップの精神です!!

うんちでいい成績とれるかな？

START

早寝早起きで目覚めスッキリ！

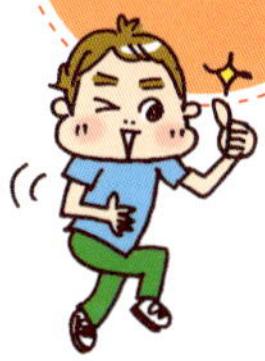

1日3食しっかり食べる

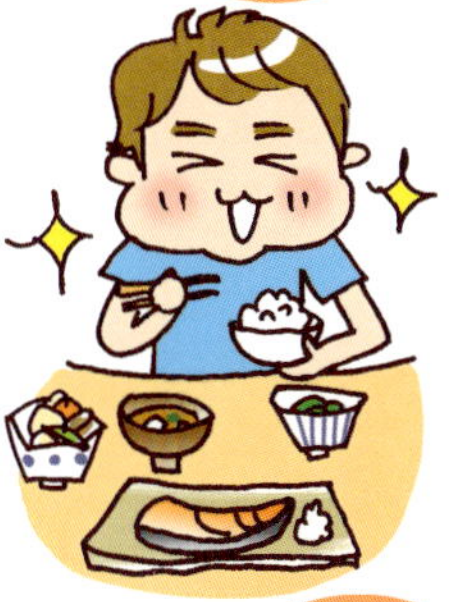

肉に偏らず、魚や大豆製品も食べる

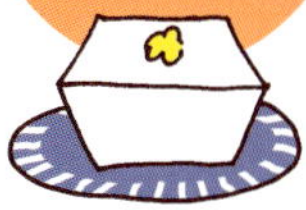

★1 野菜を1日350g以上と、果物も食べる

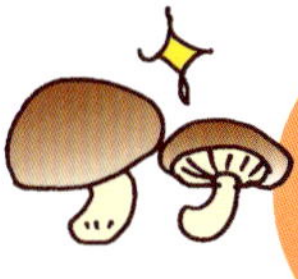

海藻、きのこ、いも、根菜も忘れない！

納豆、ヨーグルト、みそ、ぬか漬けなどの発酵食品も食べる

1日のうち、1食か2食は和食にしている

市販の揚げ物や脂の多い肉は控えている

★2 1日60分以上外遊びや運動をしている

GOAL

いいうんち出た！

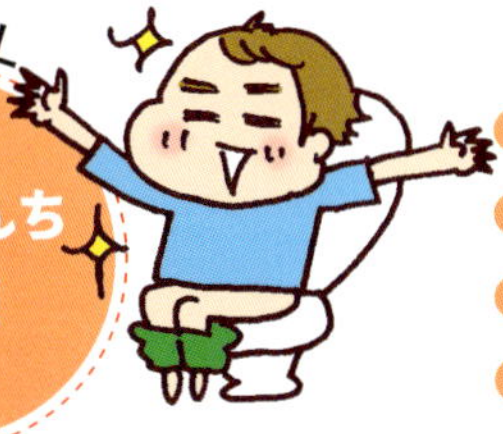

- 色は黄褐色
- あまりくさくない
- バナナ状
- するりと出る！

子どもの便の頻度や形状は、親がチェック！　排便は1日3回〜1週間3回くらいが正常の範囲。バナナ状のうんちが出ていれば0Kです。逆に毎日出ていても「コロコロでかたい」「排便に50秒以上かかる」「ドロドロで水分が多い」「おなかが張る」「残留感がある」などは、便秘です。腸内環境をよくするには、第一に食事。そして早寝早起きの規則正しい生活習慣や、排便する筋力をつけるための運動も欠かせません。

★1　「野菜を1日350g」は、野菜からの栄養素を充足させるために、厚生労働省が推進する「健康日本21」で目標値として定められている摂取量。

★2　幼児期における心身の発育、体力や認知能力の向上、生涯にわたる健康的な生活習慣の形成のために、文部科学省は「幼児期運動指針」で毎日60分以上、体を動かすことを推奨。世界保健機構（WHO）や多くの国々でも、子どもの身体活動は毎日合計60分以上が推奨されている。

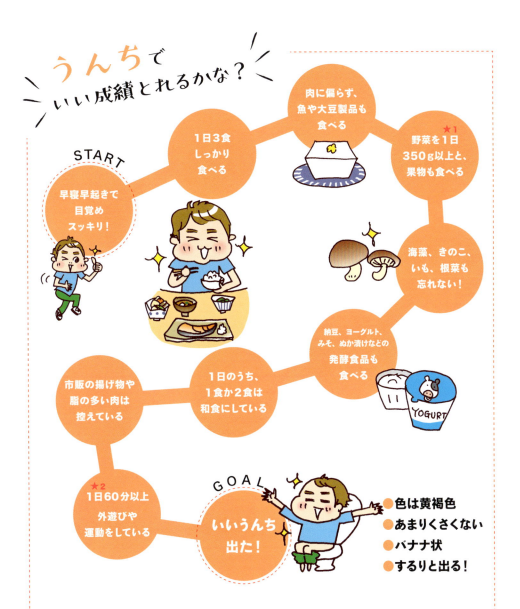

Contents

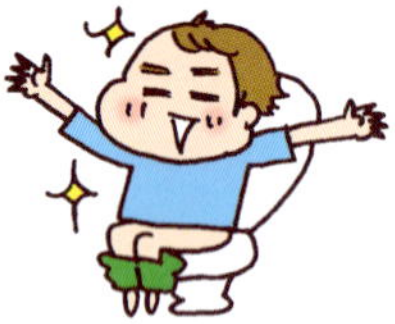

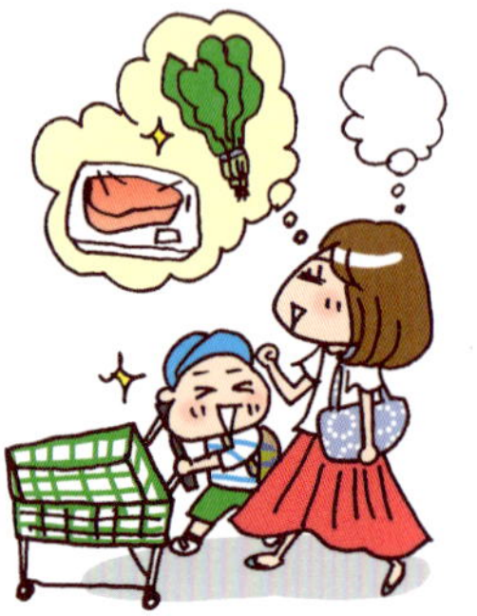

Recipe

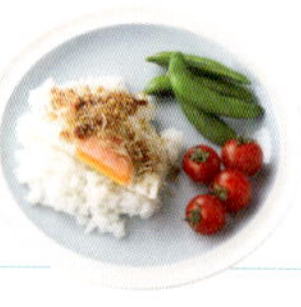

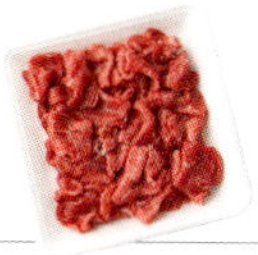

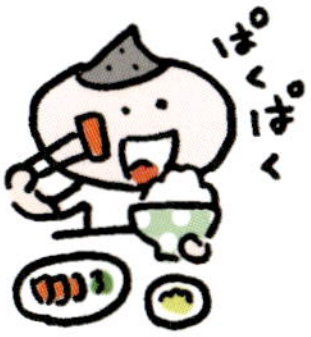
ぱくぱく

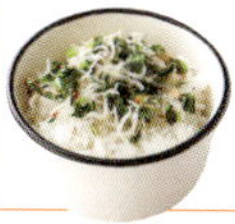

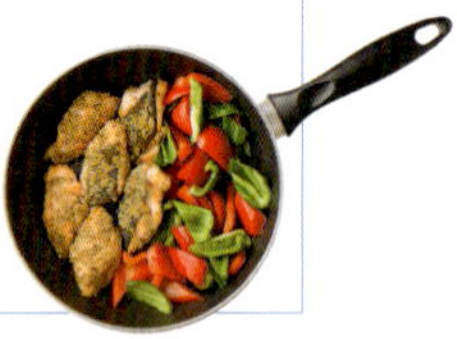

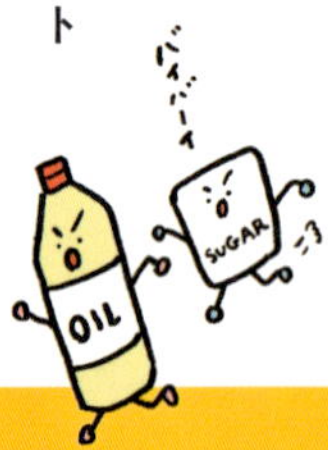

分量と調理について

- 材料は家族4人分（大人2人+子ども2人分）を想定しています。または作りやすい分量です。ただし栄養価（鉄・カルシウムの数値）については、1人分（1/4量）の目安です。全体からの取り分け量によって前後しますので、あくまで参考値としてご理解ください。
- 小さじ1＝5mℓ、大さじ1＝15mℓ、1カップ＝200mℓ、米1合＝180mℓです。
- 野菜類は、洗う作業をすませてからの手順を説明しています。皮をむく、根を切り落とすなどの記述を省略している場合もあります。
- つけ合わせにする野菜や好みで使用するものは、材料から省略していることもあります。
- 作り方の火かげんは、特に記載のないときは「中火」で調理してください。
- 電子レンジの加熱時間は600Wの場合の目安です（500Wなら1.2倍にしてください）。オーブントースターの加熱時間は1000Wの場合の目安です。機種や食材の水分量などによって加熱時間には多少の差があるので、様子を見てかげんしてください。

食事の目安量について

- 「女子栄養大学四群点数表」を参考にしています。
- あくまでも目安量なので、お子さんの体格や食欲に合わせて調整してください。
- 乳糖不耐症など、牛乳でおなかがゆるむお子さんの場合は、牛乳の分をヨーグルトに変更する（乳糖が分解されているため）ことをおすすめします。
- 食物アレルギーのあるお子さんは、各栄養群の中から食べられるものを選んで栄養バランスをととのえてください。

Part 1

成績アップする！
朝ごはんは
「米が7割」

朝ごはんを食べないと、1食分の栄養がとれません。
まずはきちんと食べること！ そして体温を上げて、やる気を
みなぎらせるために、最終目標は「米が主食」です。

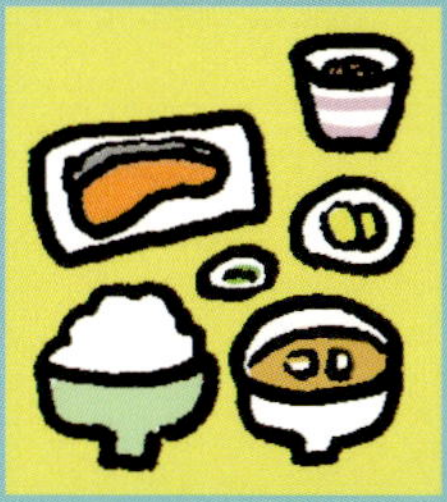

「糖質」「たんぱく質」「鉄」を朝、必ず食べる

たんぱく質を食べて、体温を上げる！

朝、起きたときの脳はガス欠状態になっているので、エネルギー源になる糖質（ブドウ糖）を補給する必要があります。

でも、朝ごはんの役割は、それだけではありません。**重要なことの1つに「体温を上げること」**があります。体温は眠っている間に1度下がりますが、朝ごはんを食べることで〝消化熱〟が生まれます。

食事を消化するときは、糖質や脂質よりも**たんぱく質を消化するほうがエネルギーを消費するため、そこから生まれる熱量も多くなります。体温を上げるには、たんぱく質が必要なのです。**

そもそもたんぱく質は、筋肉や骨、内臓、血液など体をつくる材料。成長期の子どもも、子どもを支える大人も、朝昼晩の3食で〝片手ひと盛りずつ〟食べることはマストです。

朝ごはんには「体温を上げる」役割がある

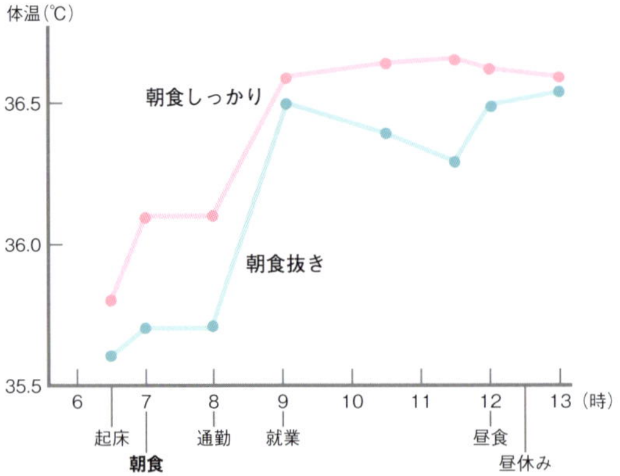

鈴木正成『ジュニアのためのスポーツ栄養学』

男子学生を対象とした朝ごはんの研究★1では、「糖質中心の飲料」よりも「たんぱく質を含む飲料」を摂取するほうが、計算課題の正答数がふえ、知的作業効率が向上することがわかっています。朝のたんぱく質は、午前中の脳機能を高めるためにも有効です。

朝は〝鉄の吸収率が高まる〟時間帯

朝ごはんの役割で、もう1つ重要なことは、「貧血予防」。日本人はみんな圧倒的に鉄が足りない、ということはすでにお話ししました（10ページ）。**鉄は朝昼晩＋おやつでこまめにとらないと、推奨量★2には届きません。また、朝は「鉄の吸収率が最も高まる」時間帯で、鉄補給のチャンスでもあります。**

朝ごはんのたんぱく質というと、ヨーグルトや牛乳などの乳製品が手軽でとり入れやすいのですが、残念ながら、乳製品でカルシウムはとれても、鉄はほとんどとれません。卵焼き、スクランブルエッグ、鮭おにぎり、納豆ごはん、ツナサンドなどの手軽なもので、卵・肉・魚・大豆製品もプラスしてください。

1日分の栄養素を不足しないように食べるには、**「朝昼晩ごはん各30点＋おやつ10点」という配点で、1日で100点満点。朝に10点しか稼げないと、どんなにがんばっても80点にしかなりません。**みなさん、朝ごはんはもっとガッツリ食べていいんです！

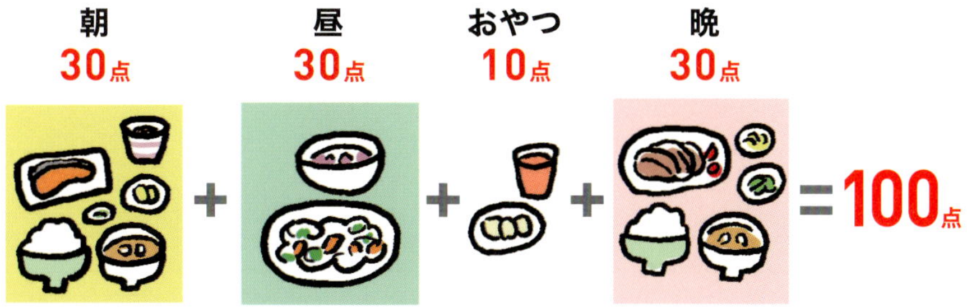
朝
30点
昼
30点
おやつ
10点
晩
30点
＝100点

★1　国立大学法人帯広畜産大学の浦島匡教授らと株式会社 明治の共同研究。国際学術誌「Nutrients」に掲載されたもの。（Nutrients 2018, 10（5）, 574）

★2　厚生労働省「日本人の食事摂取基準」において、栄養素が不足するリスクが推定平均必要量では50%あり、推奨量ではゼロに近くなる（目安量はこれとは別の基準）。このため、推奨量をとるのが理想的。

朝ごはんだけが学力に影響する

テストで実力を発揮する朝ごはんとは？

文部科学省の「全国学力・学習状況調査」を見ると、小・中学校の国語、算数（数学）のテストにおいて、朝食をしっかり食べている子ほど、テストの点数が高いことがわかります。**学力との明らかな相関関係があるのは、昼食や夕食ではなく、〝朝ごはん〟です。**

「7時ですよ！」とカーテンを開け、朝日で子どもの脳を起こしても、全身の細胞は眠っている状態。朝ごはんを食べて内臓を動かすことで、体にスイッチが入ります。**「糖質＋たんぱく質＋鉄」の強力な朝ごはんをしっかりとれば、糖質が脳にエネルギーを補給し、たんぱく質が体温を上げて脳機能を高め、鉄をとることで血液が全身に酸素を運ぶことができます。**そこに、糖質の代謝を促す「ビタミンB_1」や、鉄の吸収を高める「ビタミンC」などもプラスできれば最強です。

朝食をとる子のほうが正答率が高い！

「朝食の摂取」と「学力調査の平均正答率」との関係

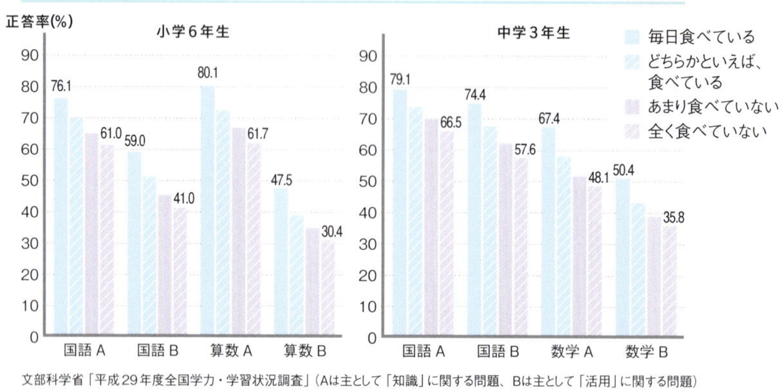

文部科学省「平成29年度全国学力・学習状況調査」（Aは主として「知識」に関する問題、Bは主として「活用」に関する問題）

テストの点数アップをねらうなら、朝ごはんを強化するのが近道！脳と体の栄養が満タンになれば、体力が向上し、気持ちも安定して、勉強だけでなく何ごとにも意欲的にとり組むことができます。
朝、ちゃんと食べることの効果はスゴイのです。

「米が主食」のほうが、脳は発達する

脳科学者・川島隆太さんの研究では、**朝ごはんの主食がパン（小麦）よりも、ごはん（米）を食べている子どものほうが、脳の灰白質《かいはくしつ》（言語や記憶、意欲にかかわる部位）の体積が大きく、知能指数が高いことがわかっています。**

理由はいくつかありそうです。日本人が好む白いパンは血糖値を上げやすいことや、ごはんが主食の和食はおかずの品数が多くなる（＝栄養素が幅広くとれる）こと、など。

また、パン食とごはん食とで、とれる油の違いにも注目してみましょう。ごはんを主食にすると、魚のDHA・EPA、卵や大豆のレシチンなど、頭をよくする脂質がたっぷり。パンが主食だと、マーガリンやショートニングなどに含まれるトランス脂肪酸、乳脂肪、飽和脂肪酸など、〝とりすぎNG〟なものが並びます。

「脳は6割が脂肪でできている」といわれるため、朝ごはんにパンを選ぶか、ごはんを選ぶかの影響は大きいはずです。

Better Choice よりよい選択を！

○ GI値が低い	
雑穀米ごはん	55
発芽玄米ごはん	54
ライ麦パン	55
全粒粉パン	50

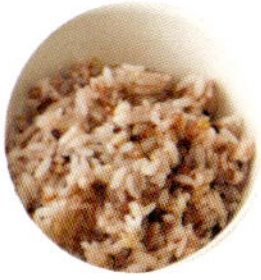

△ GI値が高い	
白米ごはん	88
白い食パン	95

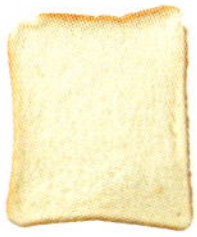

GI値とは

炭水化物が食後「血糖値をどれくらい上昇させてしまうか」を数値であらわしたもの。精製された“白”の主食ほど高くなります。発芽玄米をまぜたごはんや、五穀米・雑穀米をまぜたごはん、ライ麦パンや全粒粉パンを選ぶと、GI値が下がり、栄養素もふえます。

成績アップの朝ごはんは「米が7割」

米に飽きないように小麦で〃メリハリ〃を

朝はパンのほうが手軽なのはわかりますし、実際にラブテリの調査でも、朝ごはんは「ごはんが30％」「小麦製品が48％」です。とはいえ、子どもの健康と学力アップのために、「ごはん（米）が主食」の日をふやしませんか？　目ざすは、「米が7割」です。

朝昼晩の3食を「ごはん・パスタ・ごはん」にしたり、「パン・ごはん・ごはん」にしたり、**飽きないようにメリハリは大切ですが、1日最低1食、できれば2食は米を登場させたいところ。**

たとえば、「パン・うどん・ラーメン」と小麦がつづくと、和食でとれる、体にいい油や栄養素が軒並み不足してしまいます。

パンには水分が少ないことも難点。子どもは脱水症状になりやすいですし、水分不足は便秘や肌の乾燥にもつながります。**飲み物以外に**

和食

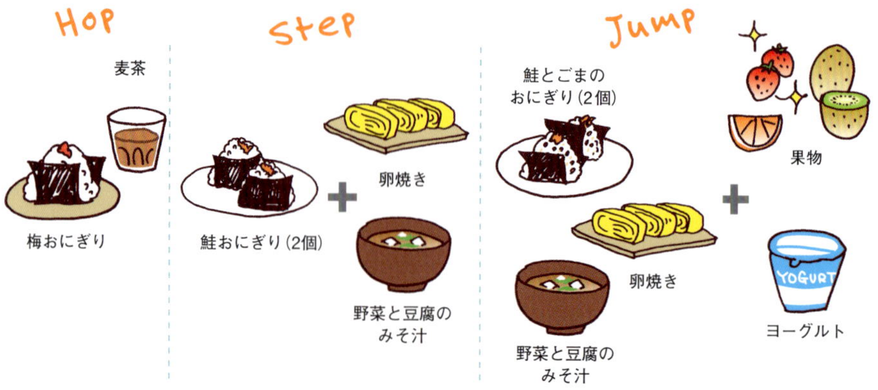
Hop
麦茶
梅おにぎり
Step
卵焼き
鮭おにぎり（2個）
野菜と豆腐のみそ汁
Jump
鮭とごまのおにぎり（2個）
果物
卵焼き
野菜と豆腐のみそ汁
ヨーグルト

食事からも水分をとる必要がありますが、パン食では不足しがち。野菜スープ、サラダ、果物、スムージーなどで水分を補いましょう。汁物は野菜をたくさん食べられ、水溶性のビタミンやカリウムも飲み干しながら、水分補給できるのでおすすめです。

ホップ・ステップ・ジャンプで内容充実！

忙しい朝にあれこれ考えて栄養素を盛り込むのは、なかなか大変。いきなり完璧を求めるとつらいので、**「ホップ・ステップ・ジャンプ」式で栄養素をふやしてみませんか？** 栄養素がONできれば、品数までがんばらなくても、洗い物がラクなワンプレートでもいいのです。

「トーストにいちごジャムをのせて、パクッと食べて出ていっちゃう」のなら、そこに目玉焼きと、野菜サラダをプラスしてステップアップ。これで「糖質＋たんぱく質＋鉄」がそろい、ビタミンや食物繊維がふえました。余裕があれば、乳製品と、バナナやぶどうなどの〝出すだけフルーツ〟を添えて、ジャンプアップ！

しらす干し、ツナ缶、鮭フレーク、高野豆腐、大豆のドライパック、きな粉、ごま、かつお節、桜えび、のり、カットわかめ、切り干し大根など、栄養ONできる食材は欠かさずストック。

おにぎりやみそ汁だけでなく、パンにのせたり、スープに入れたりすれば、パン食でも和食の栄養素をふやすことができます。

洋食

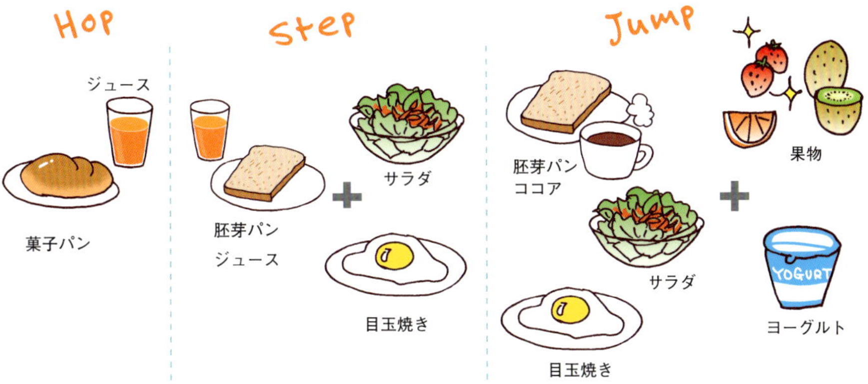
Hop
ジュース
菓子パン
Step
サラダ
胚芽パン
ジュース
目玉焼き
Jump
果物
胚芽パン
ココア
サラダ
YOGURT
ヨーグルト
目玉焼き

年齢別

成長に合わせてきちんとふやそう！
朝ごはんの目安量

子どもは成長に合わせて洋服や靴を
サイズアップしますよね？
朝ごはんも同じです！
量をふやさないと、栄養が足りません。
同じメニューでの変化を見てみましょう。
ふやしたものに線を引きました。

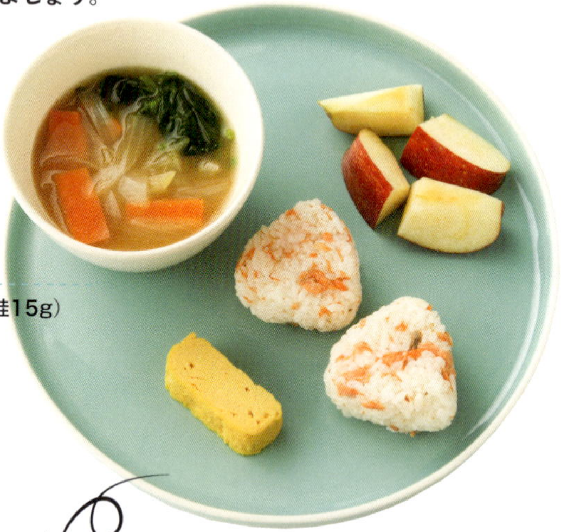

5才

- 鮭おにぎり（ごはん110g・鮭15g）
- 卵焼き（卵1/2個）
- みそ汁（野菜60g）
- りんご1/4個

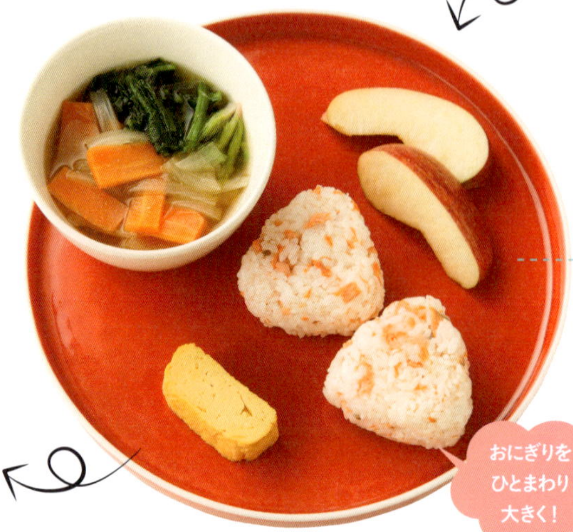

7才

- 鮭おにぎり（ごはん150g・鮭20g）
- 卵焼き（卵1/2個）
- みそ汁（野菜80g）
- りんご1/4個

おにぎりを
ひとまわり
大きく！

14才

- 鮭おにぎり（ごはん250g・鮭40g）
  女の子はごはん200g
- 卵焼き（卵1個）
- みそ汁（野菜80g）
- 生野菜（ミニトマト・きゅうり50g）
- りんご1/4個
- バナナ1/2本

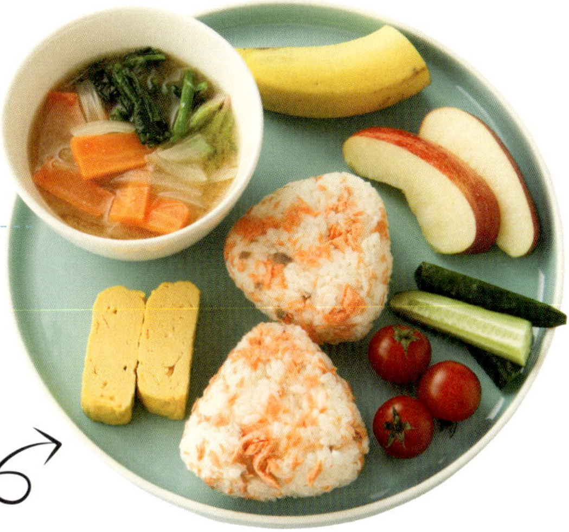

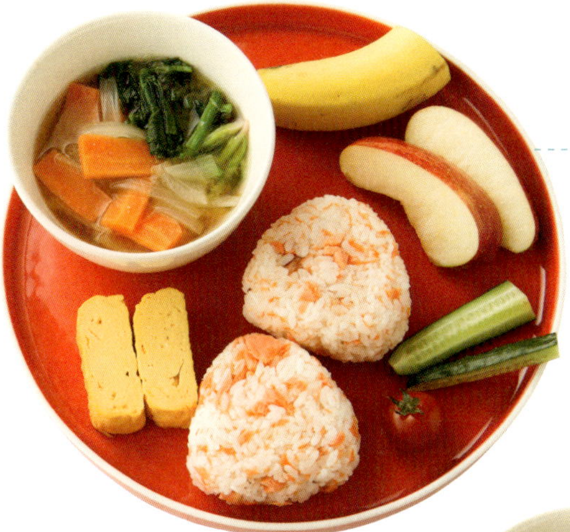

11才

- 鮭おにぎり（ごはん200g・鮭30g）
  女の子はごはん180g
- 卵焼き（卵1個）
- みそ汁（野菜80g）
- 生野菜（ミニトマト・きゅうり30g）
- りんご1/4個
- バナナ1/2本

9才

- 鮭おにぎり（ごはん180g・鮭30g）
  女の子はごはん150g
- 卵焼き（卵1個）
- みそ汁（野菜80g）
- りんご1/4個
- バナナ1/2本

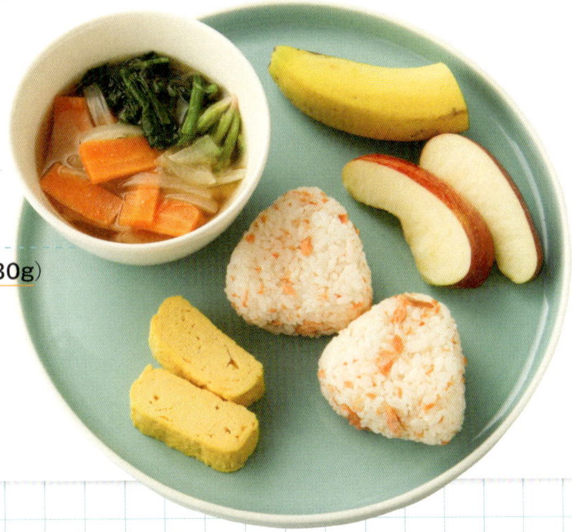

ほぼ10分で
朝ごはん

1

いつもの白いごはんを最強に
まぜごはんおにぎり献立

白いごはんでは箸が進まない子にも、
まぜごはんおにぎりはおすすめ。
野菜をたっぷり、みそ汁に入れれば、
汁ごと飲んで栄養を全部吸収できます。
朝ごはんを、鉄やカルシウムもとれる最強食に！

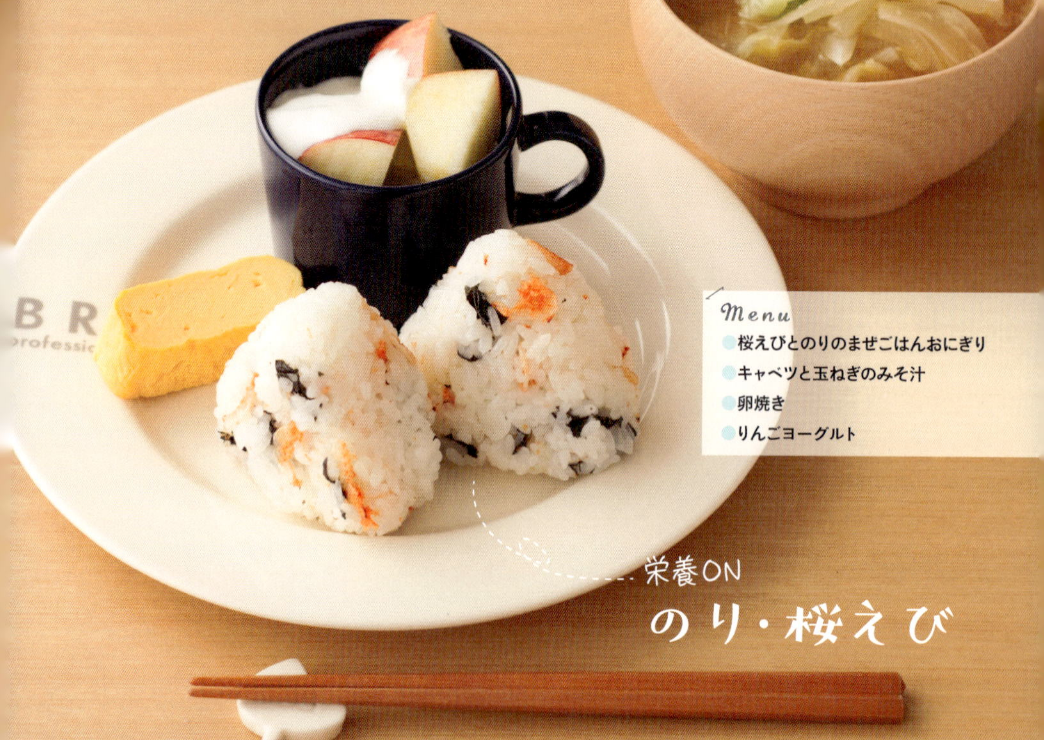

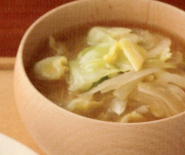

Menu
- 桜えびとのりのまぜごはんおにぎり
- キャベツと玉ねぎのみそ汁
- 卵焼き
- りんごヨーグルト

栄養ON
のり・桜えび

材料（大人2人＋子ども2人分）

【まぜごはん】
あたたかいごはん…700g（2合分）
朝炊き上がるようにタイマーをセットするか、冷やごはんを電子レンジで加熱しても。
のり（全形）…1枚
桜えび…10g
ごま油…大さじ1/2

【みそ汁】
だしパック…1個
キャベツ…1/6個（200g）
玉ねぎ…小1個
みそ…大さじ2〜3

【その他】
卵焼き（好みの作り方で）
…卵3個分
りんご…1個
ヨーグルト（無糖）…200g

ほぼ10分でLet's try!

みそ汁の鍋に水とだしパックを入れ、沸くまでに野菜を切り、まぜごはんを作る。
野菜に火を通す間におにぎりと、卵焼きも同時進行で作ろう！

【まぜごはんを作る】

ごはんにのりをちぎって入れ、
桜えび、ごま油を加えてまぜる。

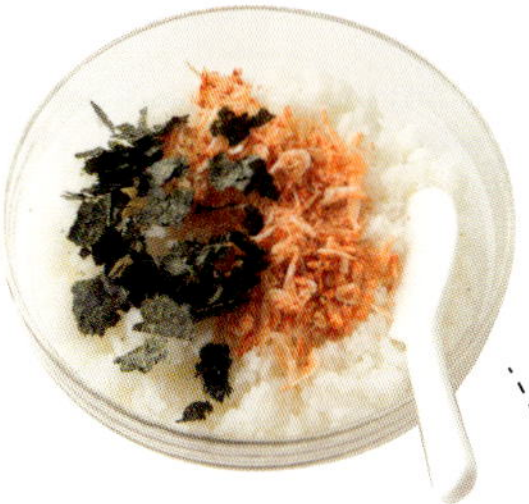

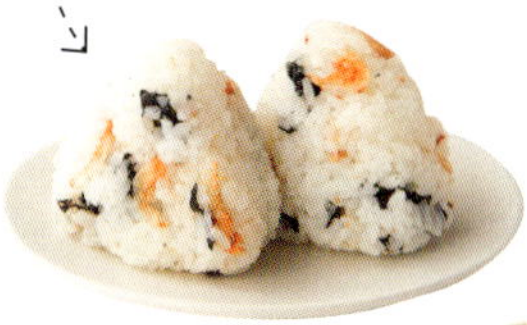

子どもはおにぎりに

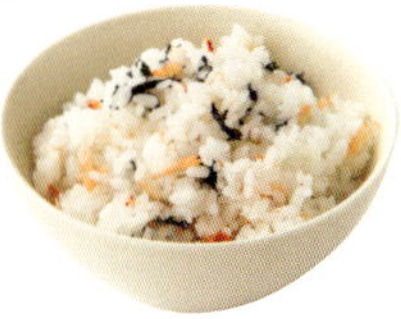

大人はそのままでも

【卵焼きを作る】

【りんごヨーグルトを盛る】

りんごを一口大に切り、
ヨーグルトをかける。

0分

【みそ汁を作る】

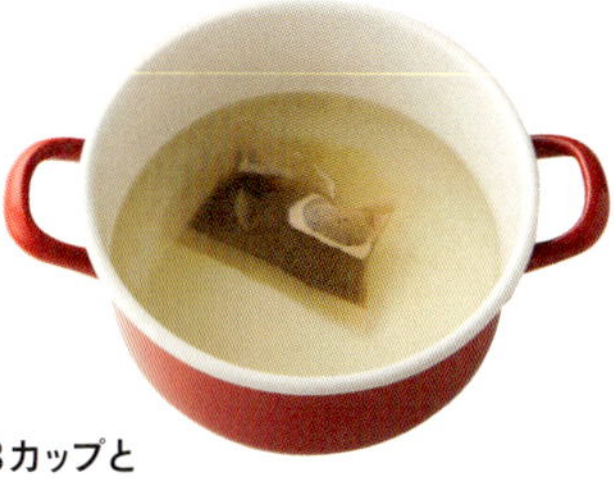

鍋に水３カップと
だしパックを入れて
中火にかける。

キャベツ、玉ねぎを
ざく切りにして
加える。

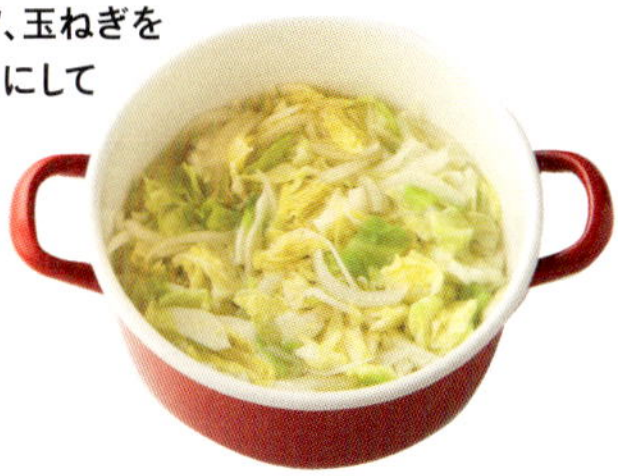

5分

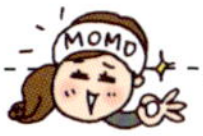

みそ汁はえらい！
だし（かつお節）には必須アミノ酸がバランスよく含まれ、血行促進や美肌にも効果的。発酵食品のみそは、便通をよくする“腸活”の味方です。「みそ汁」をもっと食卓へ！

野菜に火が通ったら
だしパックをとり出し、
みそをとく。

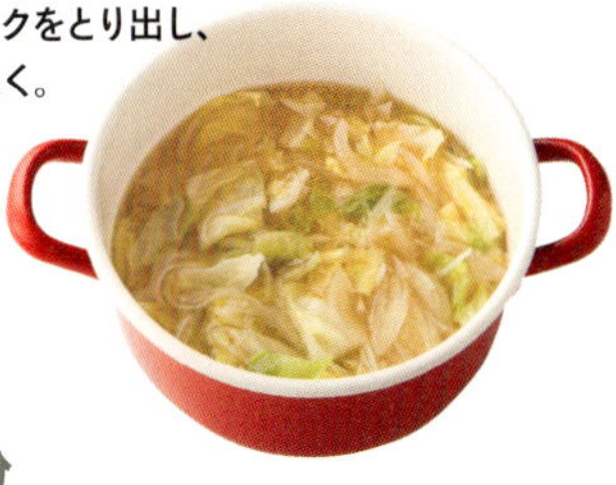

10分

“栄養リッチ食材”をまぜる！

まぜごはんおにぎり Variation

ごはんにパッとまぜ込める、栄養豊富な食材は
数種類をストックしておくべし！
組み合わせを変えて、飽きさせません。

“乾燥わかめ”がごはんの水分でもどる

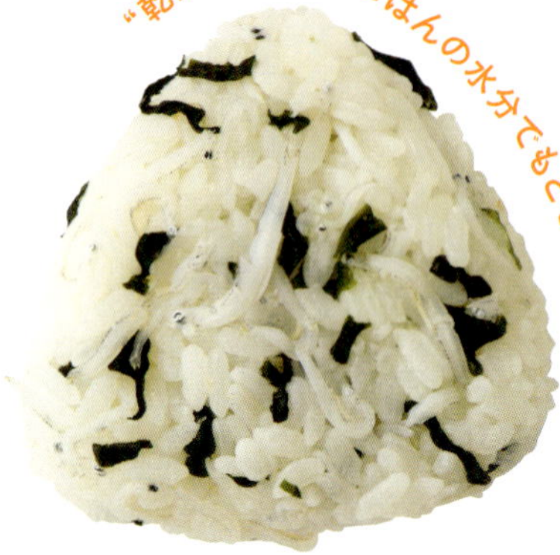

しらす干し＋カットわかめ

材料と作り方
（大人2人＋子ども2人分）

あたたかい**ごはん700g（2合分）**に、**しらす干し40g**、手で砕いた**カットわかめ（乾燥）3g**を加えてまぜ、にぎる。

一年じゅう手に入る“冷凍枝豆”は、朝のたんぱく質や鉄補給にぴったり。

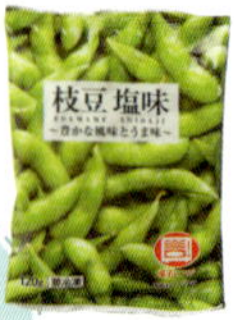

冷凍枝豆を
IN!

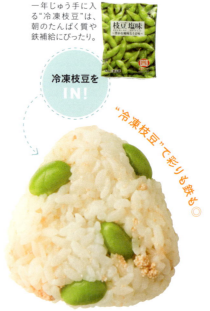

“冷凍枝豆”で彩りも鉄も◎

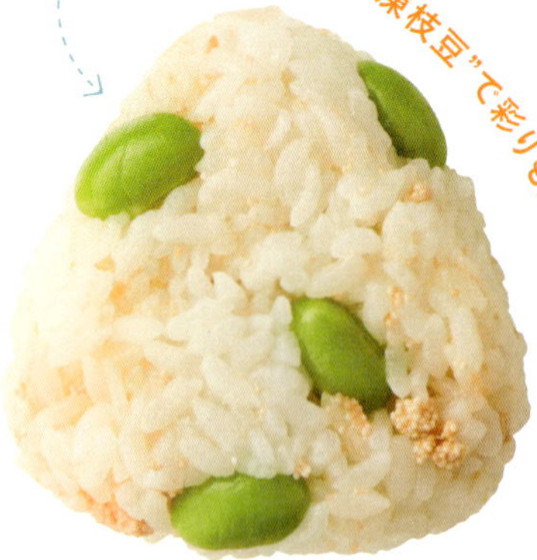

たらこ＋枝豆

材料と作り方
（大人2人＋子ども2人分）

炊きたての（または電子レンジで熱々に加熱した）**ごはん700g（2合分）**に、**たらこ20g**をほぐしてのせ、**冷凍枝豆80g**（解凍し、さやから出したもの）を加えてまぜる。ふたをして10分蒸らし、にぎる。

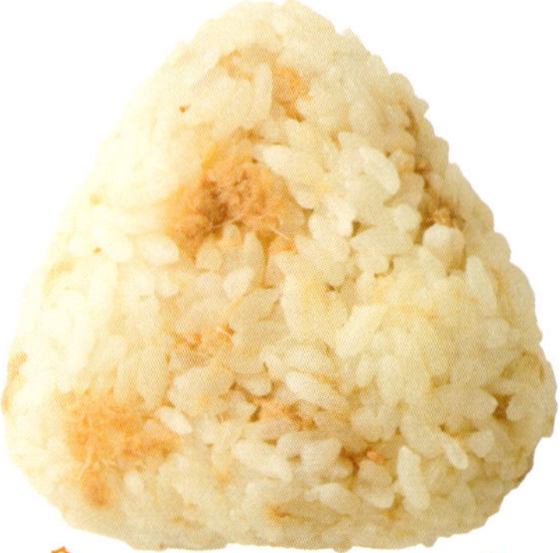

魚を手軽にとるなら“ツナ缶”

ツナ＋みそ

材料と作り方
（大人2人＋子ども2人分）

ツナ小1缶（70g・ノンオイル）の汁をきり、**みそ・砂糖各小さじ2**を加えてまぜる。あたたかい**ごはん700g（2合分）**に加えてまぜ、にぎる。

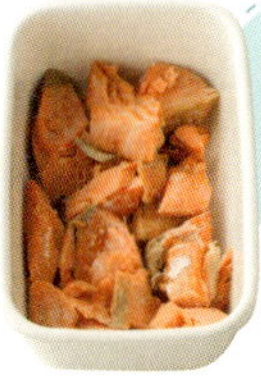

p.45の
鮭ほぐしを
IN!

鮭ほぐし＋黒ごま

材料と作り方
(大人2人＋子ども2人分)

あたたかい**ごはん700g（2合分）**に、**鮭ほぐし80g**、**いり黒ごま大さじ1/2**（なければ白ごまでも）を加えてまぜ、にぎる。

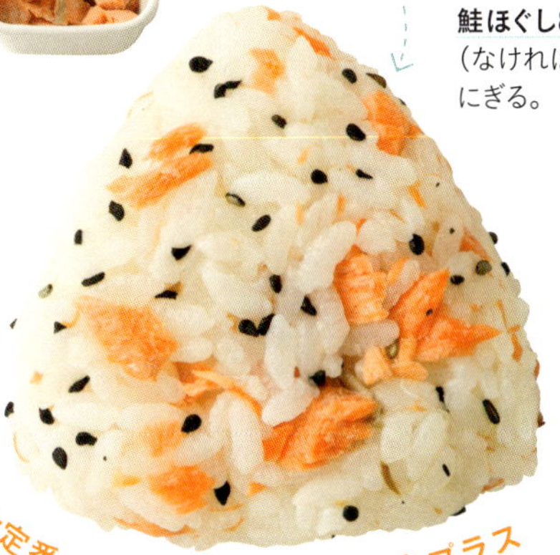

大定番の鮭おにぎりに“ごま”をプラス

おかか＆つくだ煮をまぜるだけで味が決まる

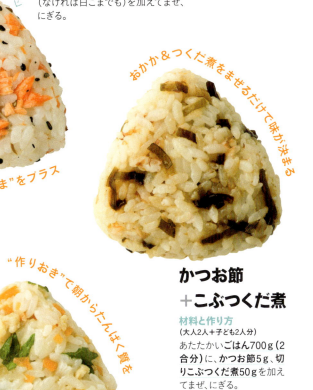

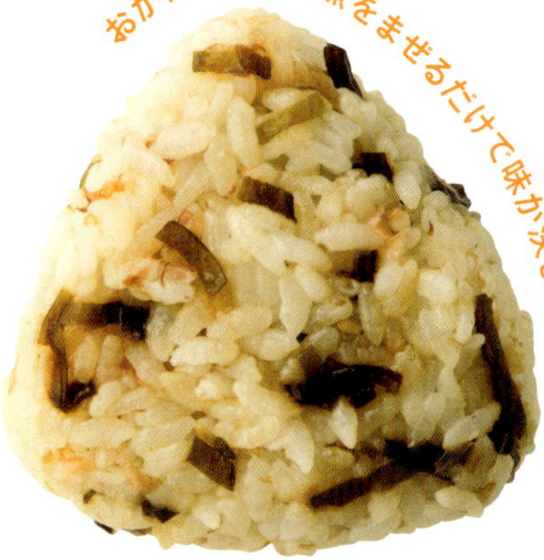

かつお節＋こぶつくだ煮

材料と作り方
(大人2人＋子ども2人分)

あたたかい**ごはん700g（2合分）**に、**かつお節5g**、**切りこぶつくだ煮50g**を加えてまぜ、にぎる。

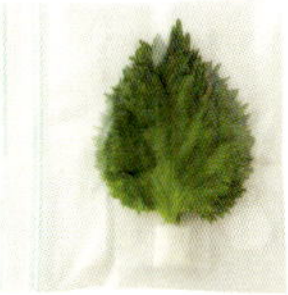

青じそは軸に水を含ませたキッチンペーパーを巻き、ファスナーつき保存袋に入れ、立てて冷蔵を。2週間は鮮度が保てる。

“作りおき”で朝からたんぱく質を

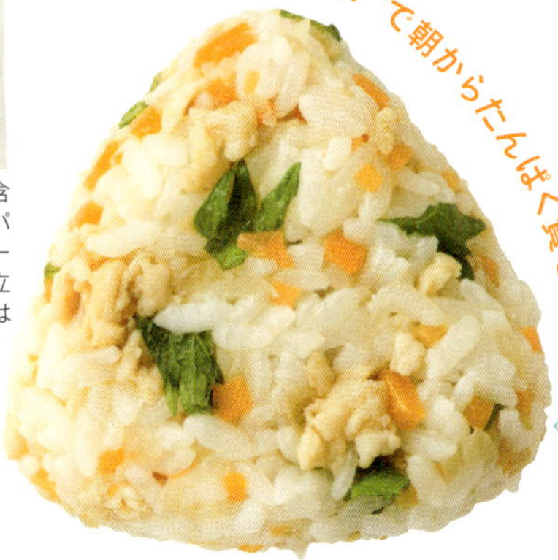

鶏そぼろ＋青じそ

材料と作り方
(大人2人＋子ども2人分)

あたたかい**ごはん700g（2合分）**に、**鶏そぼろ1/2カップ**、手でちぎった**青じそ4枚分**を加えてまぜ、にぎる。

p.45の
鶏そぼろを
IN!

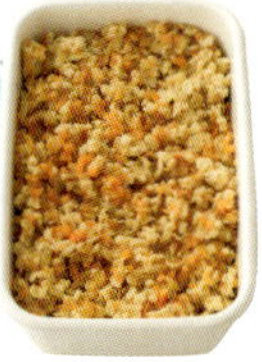

朝"野菜たっぷり"がかなう！ 体に栄養がしみる!!

野菜充実みそ汁 Variation

かぶの葉は実より高栄養！
あさりとセットで鉄強化を

かぶと あさりのみそ汁

材料（大人2人＋子ども2人分）
だしパック…1個
かぶ（葉つき）…3個
あさり（真空パック・p.69）
…1パック（100g）
みそ…大さじ2〜3

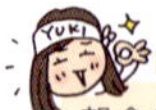

時短Point
朝食に使うあさりは、砂出しの手間がない「真空パック」が便利。

作り方
1 鍋に水3カップとだしパックを入れて中火にかける。
2 かぶの実は皮をむいて半月切りにし、葉は1個分をざく切りにし、1に加える。あさりも加える。
3 野菜に火が通り、あさりの口があいたら、だしパックをとり出し、みそをとく。

冷凍かぼちゃで時短！
高野豆腐は"薄切り"がイチオシ

かぼちゃと 高野豆腐のみそ汁

材料（大人2人＋子ども2人分）
だしパック…1個
かぼちゃ（冷凍でもOK）
…250g
玉ねぎ…1/2個
高野豆腐（薄切りや細切り）
…ひとにぎり
みそ…大さじ2〜3

時短Point
かぼちゃはカットずみや冷凍を使えば、朝から包丁で切る手間なし！

作り方
1 鍋に水3カップとだしパックを入れて中火にかける。
2 かぼちゃは一口大に切り（冷凍の場合はそのまま）、玉ねぎは1cm厚さに切り、1に加える。高野豆腐も加える。
3 野菜に火が通ったらだしパックをとり出し、みそをとく（かぼちゃは汁の中で菜箸で切るのがラク）。

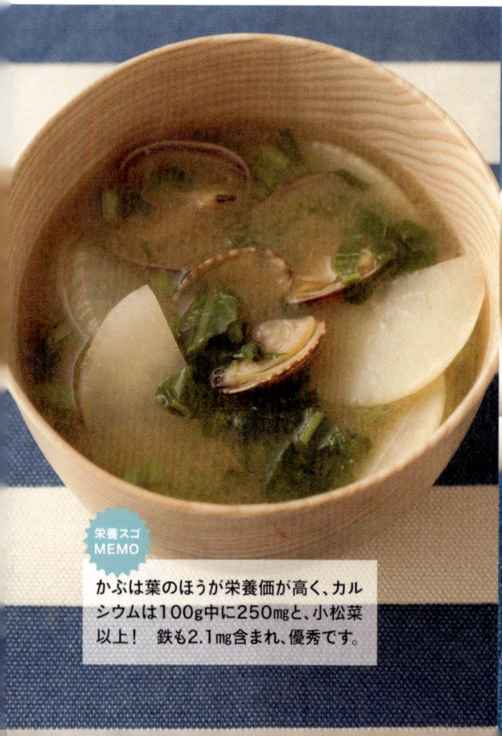

栄養スゴMEMO
かぶは葉のほうが栄養価が高く、カルシウムは100g中に250mgと、小松菜以上！ 鉄も2.1mg含まれ、優秀です。

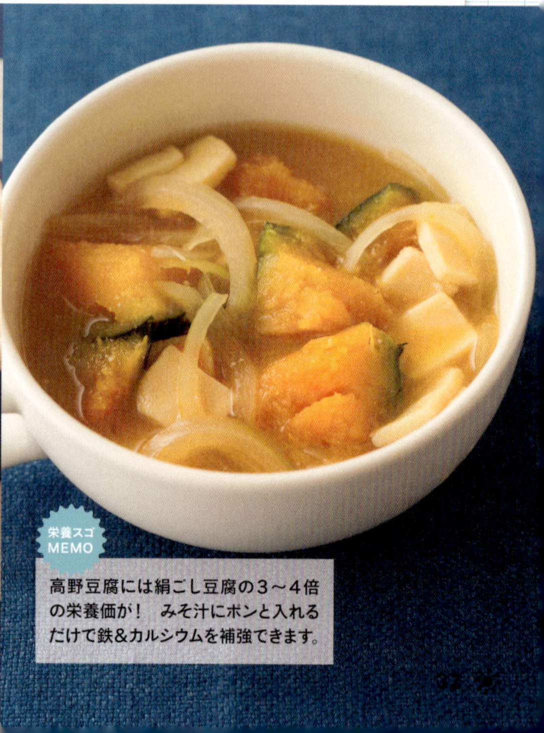

栄養スゴMEMO
高野豆腐には絹ごし豆腐の3〜4倍の栄養価が！ みそ汁にポンと入れるだけで鉄&カルシウムを補強できます。

高野豆腐やカットわかめ、真空パックのあさりは、
日もちするので買いおきを！ 鉄＆カルシウムを補えます。

乾物で栄養をふやす！
はさみとピーラーで包丁いらず

切り干し大根とわかめのみそ汁

材料（大人2人＋子ども2人分）

だしパック…1個
切り干し大根…20g
にんじん…1/2本
カットわかめ（乾燥）…3g
みそ…大さじ2〜3

時短Point
切り干し大根はもどさずに入れ、だしで煮てやわらかくもどせばOK。

作り方

1 鍋に水3カップとだしパックを入れて中火にかける。
2 切り干し大根はキッチンばさみで食べやすい長さに切り、にんじんはピーラーで薄いそぎ切りにし、1に加える。カットわかめも加える。
3 野菜に火が通ったらだしパックをとり出し、みそをとく。

青菜の“ゆでおき”が活躍！
なめこで腸の掃除もしっかり

ほうれんそうとなめこのみそ汁

材料（大人2人＋子ども2人分）

だしパック…1個
ほうれんそう（下ゆでずみ・p.44）…1/2束分（100g）
なめこ…1袋
ねぎ…1/2本
みそ…大さじ2〜3

時短Point
なめこは石づきをとる手間がなく、汁にそのまま入れられるからラク！

作り方

1 鍋に水3カップとだしパックを入れて中火にかける。
2 ねぎはぶつ切りにし、1に加える。ほうれんそう、なめこも加える。
3 野菜に火が通ったらだしパックをとり出し、みそをとく。

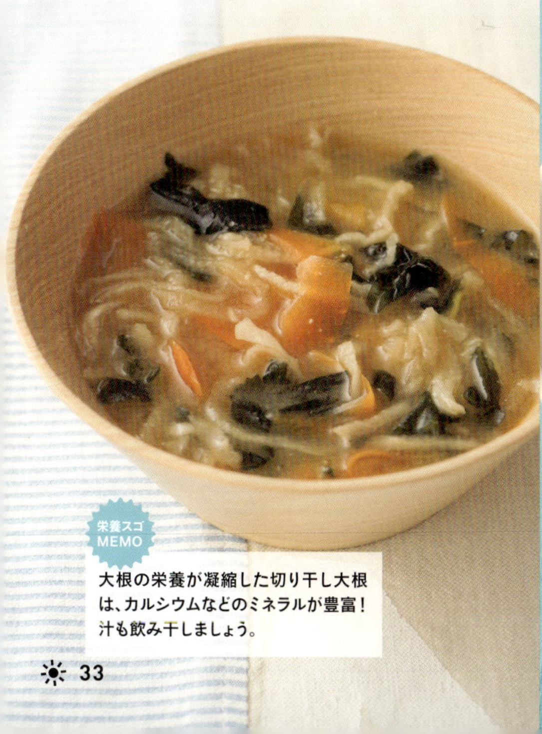

栄養スゴMEMO
大根の栄養が凝縮した切り干し大根は、カルシウムなどのミネラルが豊富！ 汁も飲み干しましょう。

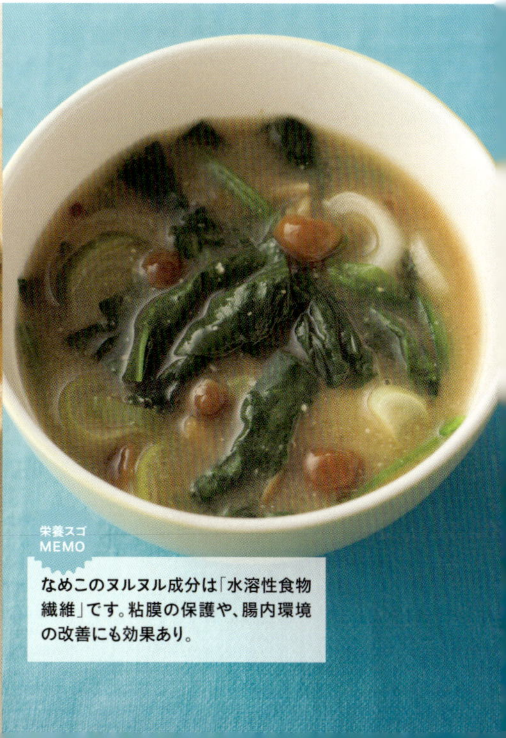

栄養スゴMEMO
なめこのヌルヌル成分は「水溶性食物繊維」です。粘膜の保護や、腸内環境の改善にも効果あり。

ほぼ10分で朝ごはん 2

一皿に栄養をON&ON
のっけめし献立

朝から何品も並べる余裕がないときは、
ワンプレートがいちばんラク。
「ごはん」「卵や肉・魚（たんぱく質）」「野菜」を
一皿にそろえるのが目標です。
子どものやる気スイッチもON！

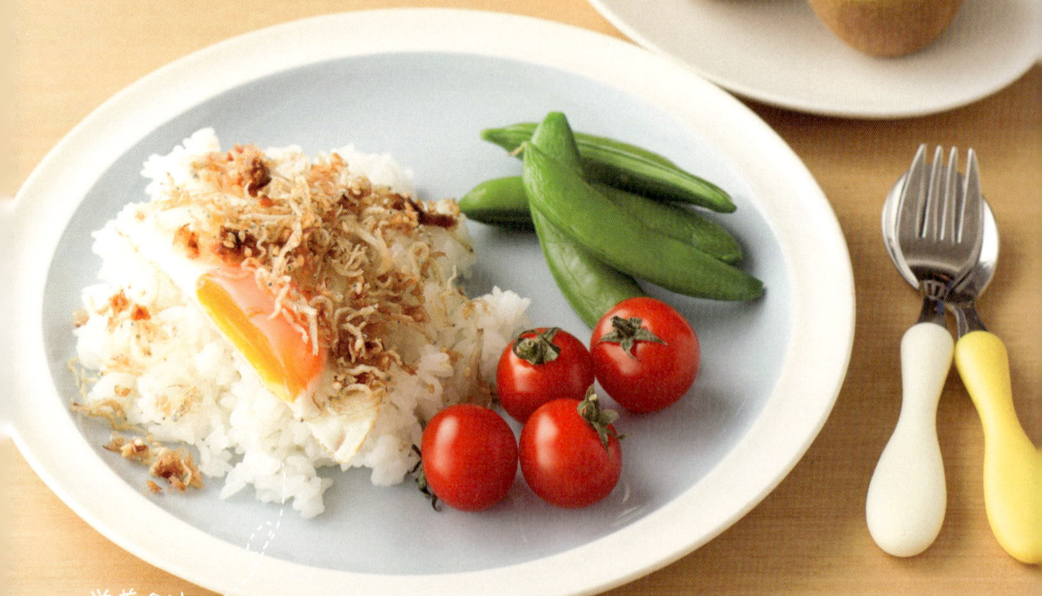

栄養ON
卵・ちりめんじゃこ

Menu
- 目玉焼き&ふりかけのっけごはん
- スナップえんどう
- ミニトマト
- キウイ

材料(大人2人+子ども2人分)

【目玉焼き&ふりかけのっけごはん】
あたたかいごはん…700g（2合分）
卵…3個
サラダ油…大さじ1/2
ちりめんじゃこ…20g
かつお節…5g
いり白ごま…小さじ2
みりん、しょうゆ…各小さじ1

【添え野菜】
スナップえんどう…16本
ミニトマト…16個

【その他】
キウイ…4個

ほぼ10分でLet's try!

目玉焼きを焼いたら、同じフライパンでふりかけを作ろう。
野菜は好みのものでOK。同時進行でゆでて、ごはんのプレートにON！

0分

【目玉焼きを作る】

フライパンにサラダ油を中火で熱し、
卵3個を割り入れ、弱火にしてふたをする。
焼けたらとり出す。

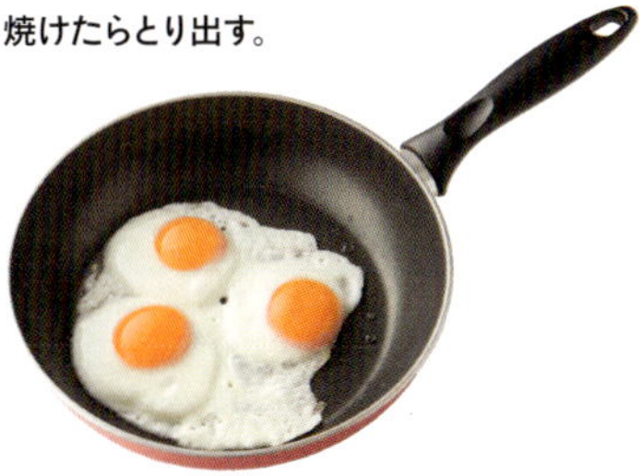

【野菜をゆでる】

スナップえんどうは筋をとって
沸騰した湯に入れ、再び沸騰してから
1～2分ゆでる。

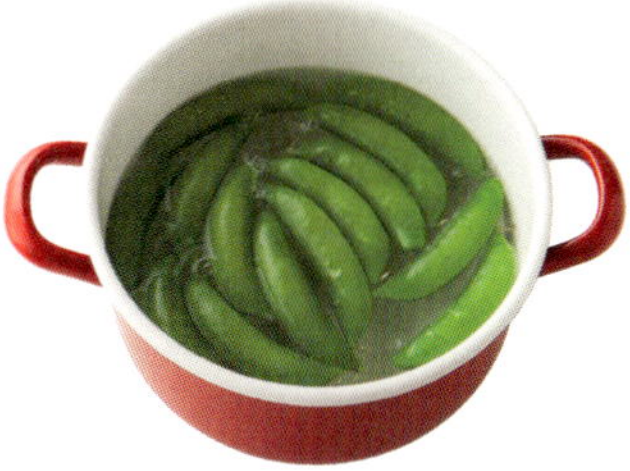

【ふりかけを作る】

同じフライパンに、ちりめんじゃこ、
かつお節、ごまを入れ、からいりする。
みりん、しょうゆを加えてまぜる。

5分

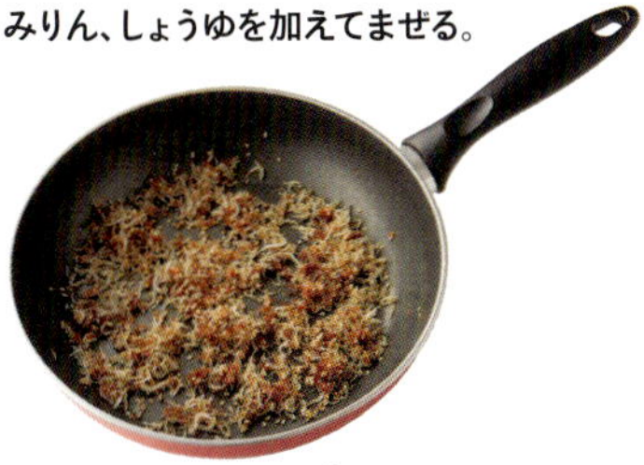

【ごはんと盛り合わせる】

皿にごはんを盛り、
目玉焼き（子どもは1/2個）をのせ、
ふりかけをかける。
スナップえんどう、ミニトマトを
添える。

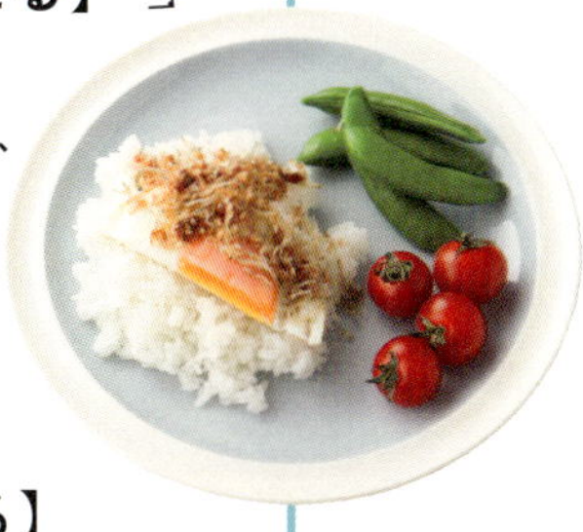

【キウイを半分に切る】

10分

魔法のふりかけ

甘辛くいったかつお節とじゃこは、ごはんといっしょに卵や野菜もモリモリ食べられる魔法のふりかけ！　余裕があれば、ちぎったのりをプラスしても。

“朝ラクたんぱく質”の出番！

のっけめしVariation

卵、納豆、ツナ、ハム、鶏そぼろなどは手軽に使えて、
ごはんに合う！ 野菜プラスで彩りもアップ。

＋ほうれんそうのごまあえ
ほうれんそう（下ゆでずみ・p.44）1/2束分（100g）に、すり白ごま大さじ3、砂糖・しょうゆ各大さじ1/2を加えてあえる。

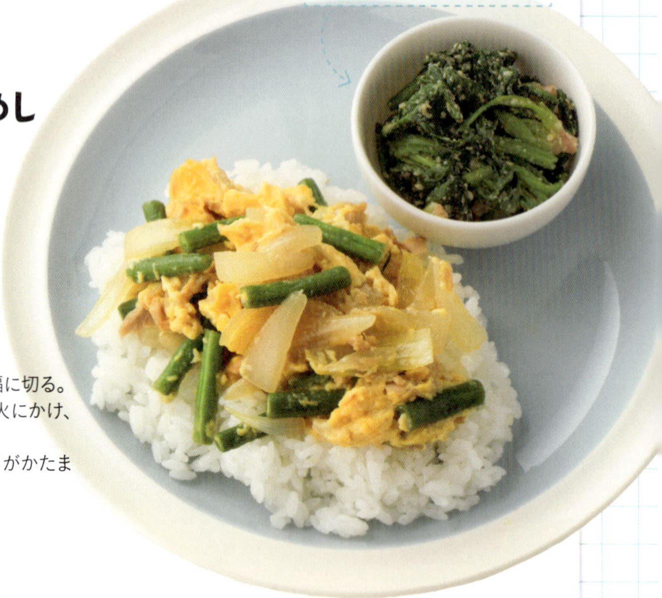

子どもが大好きな卵とじに
ツナの鉄やDHAをまぜて

ツナの卵とじのっけめし

材料（大人2人＋子ども2人分）
あたたかいごはん…700g（2合分）
さやいんげん…10〜12本
玉ねぎ…1/2個
ツナ缶…小1缶（70g）
卵…3個
A　水…1カップ
　　めんつゆ（3倍濃縮）…大さじ1.5

作り方
1 いんげんは3cm長さ、玉ねぎは1cm幅に切る。
2 鍋に、A、1、ツナを缶汁ごと入れて火にかけ、煮立ってから1〜2分煮る。
3 卵をときほぐして2に回し入れ、周りがかたまってきたら大きくまぜて火を止める。
4 皿にごはんを盛り、3をのせる。

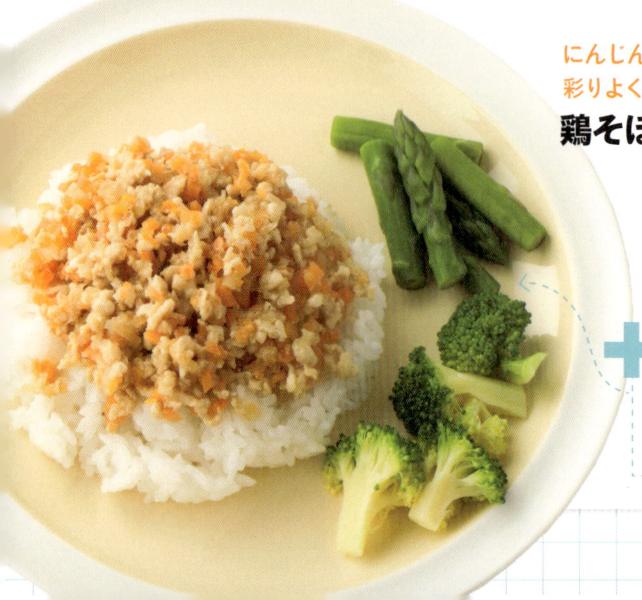

にんじん＆玉ねぎ入りの鶏そぼろで
彩りよく、しっとり食べやすい

鶏そぼろのっけめし

材料（大人2人＋子ども2人分）
あたたかいごはん…700g（2合分）
鶏そぼろ（p.45）…1/2量

作り方
皿にごはんを盛り、鶏そぼろをのせる。

＋ゆで野菜
ブロッコリーとアスパラガス（下ゆでずみ・p.44）適量をのせる。

ねばねばパワーの納豆は最強！
ママのつや肌&美腸も約束

納豆・温玉・オクラのまぜまぜのっけめし

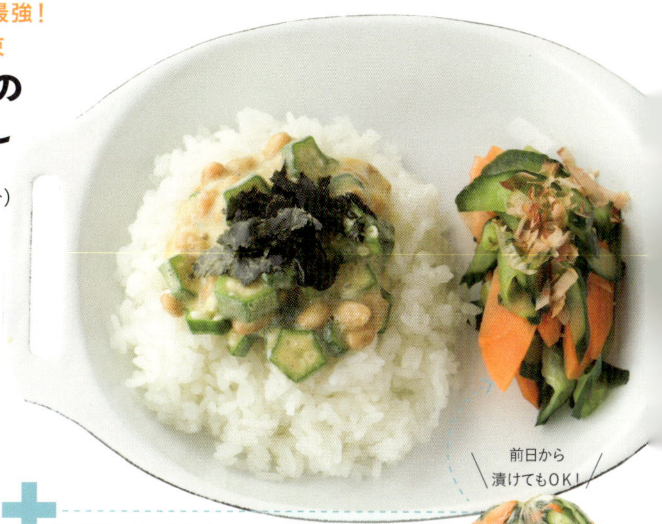

材料（大人2人＋子ども2人分）
あたたかいごはん…700g（2合分）
オクラ…1パック
納豆…3パック
温泉卵…3個
のり…適量

作り方
1 オクラは熱湯で塩ゆでし、小口切りにする。
2 ボウルに納豆、温泉卵を合わせてふわふわになるまでまぜ、1を加えてまぜる。
3 皿にごはんを盛り、2をのせ、のりを振る。

＋ **きゅうりとにんじんの浅漬け**
きゅうり小2本（160g）、にんじん1/3本（60g）は縦半分に切ってから斜め薄切りにし、ポリ袋に入れる。**水大さじ2**と**塩ふたつまみ**を加え、軽くまぜて口をしばり、5分おいて水けをしぼる。好みでかつお節を振る。

前日から漬けてもOK！

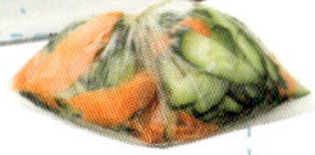

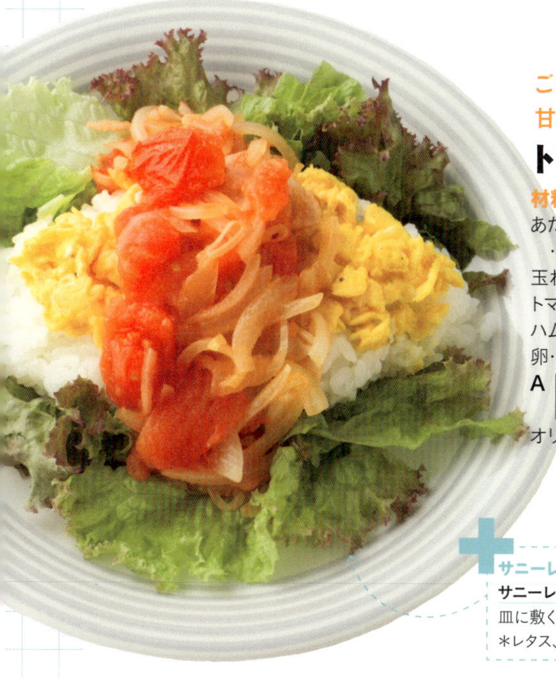

ごはんに卵ON！ ハムON！
甘ずっぱいトマトで完食できる

トマ玉スクランブルのっけめし

材料（大人2人＋子ども2人分）
あたたかいごはん…700g（2合分）
玉ねぎ…小1個
トマト…大1個
ハム…3枚
卵…3個
A 牛乳…大さじ3
　塩、こしょう…各少々
オリーブ油…大さじ1

作り方
1 玉ねぎは半分に切ってから薄切り、トマトはざく切り、ハムは細切りにする。
2 卵はときほぐし、Aを加えてまぜる。
3 フライパンにオリーブ油大さじ1/2を熱し、2を流し入れ、スクランブルエッグを作ってごはんにのせる。
4 3のフライパンに残りのオリーブ油を熱し、玉ねぎを軽くいためる。トマト、ハムを加え、強火にして手早くいため、塩、こしょう（分量外）で味をととのえ、3にのせる。

＋ **サニーレタス**
サニーレタス適量は手でちぎり、皿に敷く。
＊レタス、サラダ菜などでもOK。

ほぼ10分で
朝ごはん
3

脱ジャム！ 栄養サンド！
ポケットパン献立

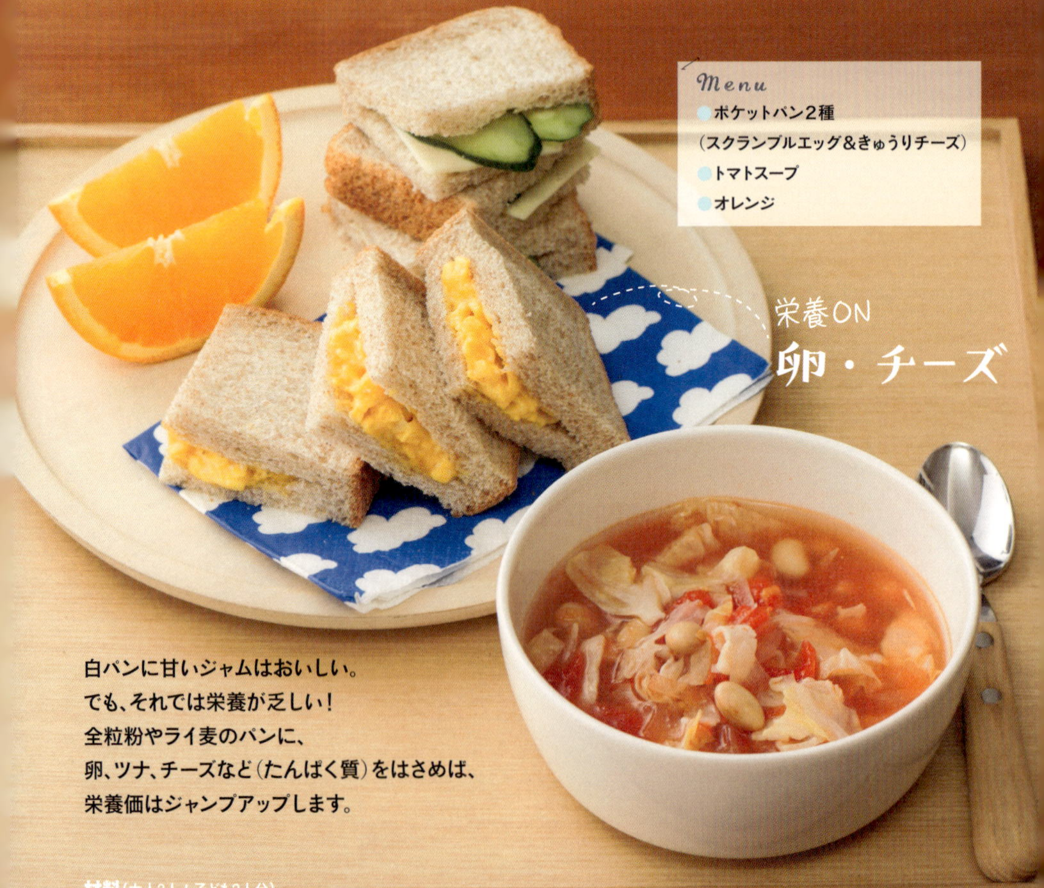

Menu
- ポケットパン2種
（スクランブルエッグ＆きゅうりチーズ）
- トマトスープ
- オレンジ

栄養ON
卵・チーズ

白パンに甘いジャムはおいしい。
でも、それでは栄養が乏しい！
全粒粉やライ麦のパンに、
卵、ツナ、チーズなど（たんぱく質）をはさめば、
栄養価はジャンプアップします。

材料（大人2人＋子ども2人分）

【ポケットパン2種】
全粒粉食パン（6枚切り）…7枚
（子ども1人1.5枚、大人1人2枚）
卵…3個
A｜牛乳…大さじ3
　｜塩、こしょう…各少々
オリーブ油…大さじ1/2
きゅうり…1本
スライスチーズ…3枚

【トマトスープ】
カットトマト缶…1/2缶（200g）
キャベツ…1/8個（150g）
玉ねぎ…1/2個
大豆（ドライパック）…1袋（60g）
ベーコン…3枚
塩…小さじ1
こしょう…適量

【その他】
オレンジ…1個

ほぼ10分でLet's try!

スープの材料は切った順に鍋の中へ！ せん切りや薄切りなら煮えるのも早い。
子どもにはちょっと手間をかけて、ポケットパンを作ってあげて。

0分

【トマトスープを作る】

鍋に水３カップを入れて強火にかける。

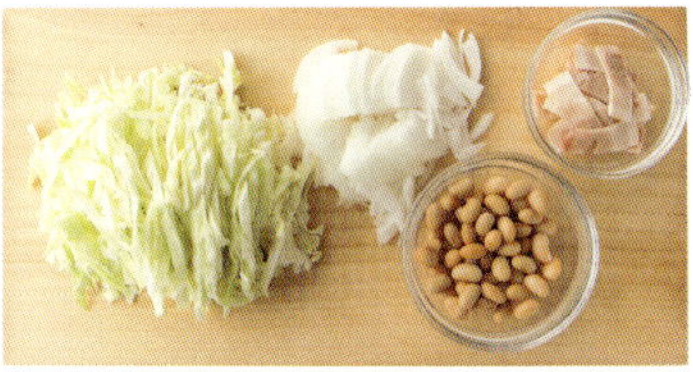

キャベツはせん切り、玉ねぎは薄切り、
大豆は汁けをきる。ベーコンは細切りにする。

5分

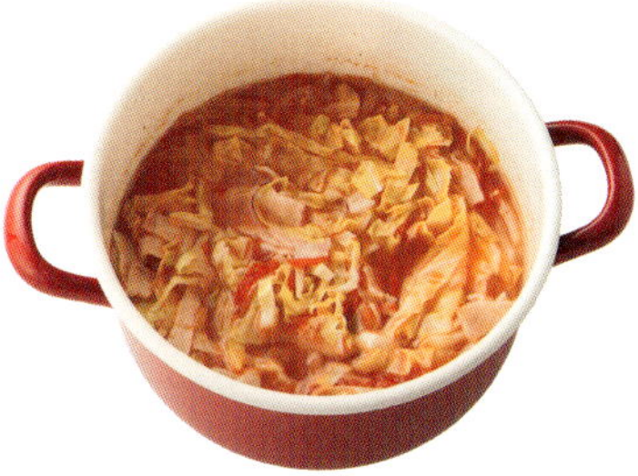

鍋にトマト缶と具をすべて加える。
煮立ってから弱火にして５分ほど煮て、
塩、こしょうで調味する。

ポケットならこぼれない

小さい子には、食パンに切り目を入れた“ポケットパン”が食べやすいですね！ もちろん、具をこぼさないようになったら、サンドイッチやのっけパンでも。

【ポケットパンを作る】

卵はときほぐしてAをまぜ、
オリーブ油を熱したフライパンでいため、
スクランブルエッグを作る。

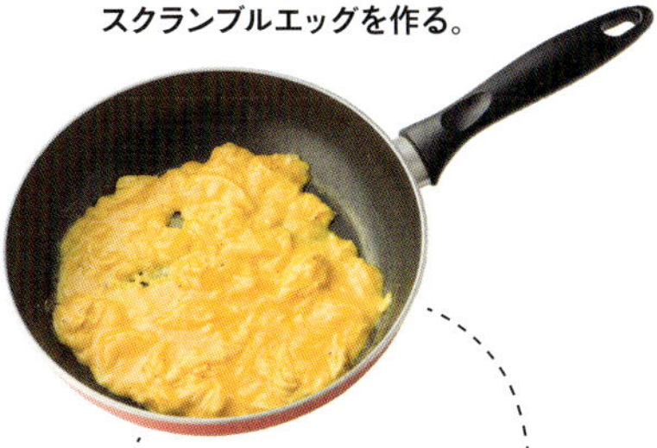

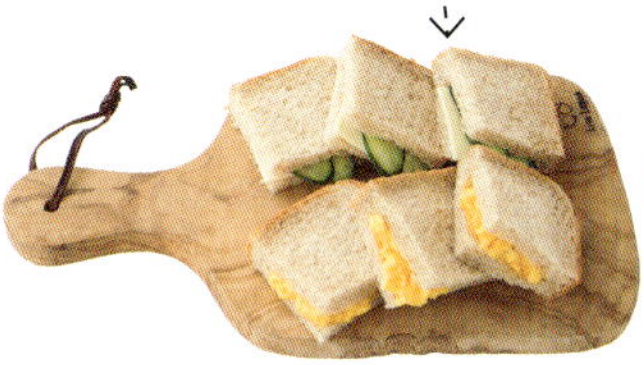

子どもの食パンは４等分し、
切り目を入れてポケットを作る。
半量にスクランブルエッグをはさみ、
半量に薄切りにしたきゅうりと
１枚を６等分したチーズをはさむ。

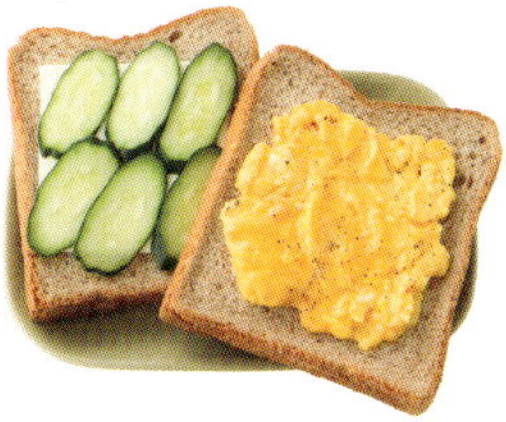

大人は食パンに
具をのせるだけ。

【オレンジをくし形に切る】

10分

和の食材で"栄養リッチ"に！

のっけパンVariation

納豆、鮭、桜えび、青のり、きな粉など
意外にパンとも相性がいいんです。

香ばしくて新鮮なおいしさ

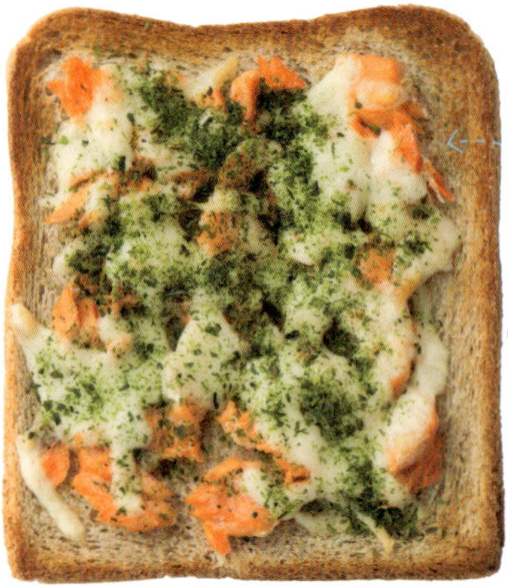

p.45の
鮭ほぐしを
ON！

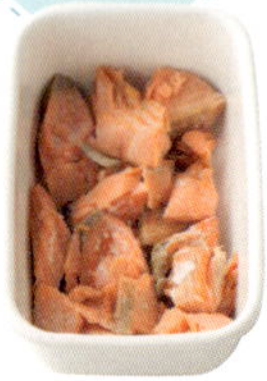

鮭ほぐし
＋チーズ＋青のり

材料と作り方（食パン1枚分）
全粒粉食パン1枚に、**鮭ほぐし大さじ2**、**ピザ用チーズ大さじ2**を散らし、オーブントースターでこんがりと焼く。**青のり適量**を振る。

納豆好きならパンもお試しを！

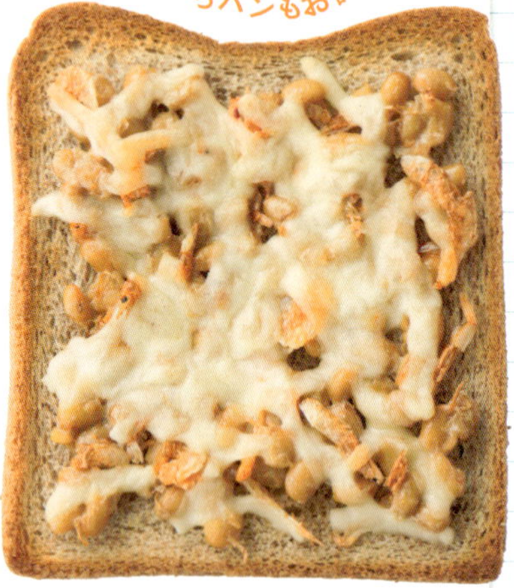

納豆＋桜えび
＋チーズ

材料と作り方（食パン1枚分）
全粒粉食パン1枚に、**納豆1/2パック**、**桜えびふたつまみ**をのせ、**ピザ用チーズ大さじ2**を散らし、オーブントースターでこんがりと焼く。

スイーツみたいな極上パン

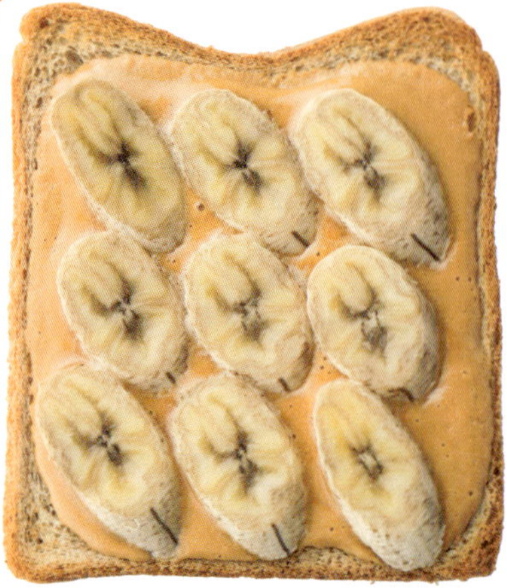

バナナ＋きな粉
＋はちみつ

材料と作り方（食パン1枚分）
全粒粉食パン1枚に、**きな粉小さじ2**と**はちみつ小さじ1**をまぜたペーストをぬり、斜め薄切りにした**バナナ1/2本分**を並べ、オーブントースターでこんがりと焼く。

サンドしがちな油脂をOFF！

ポケットパン Variation

油脂の多いマヨネーズや生クリームのかわりに
“ヨーグルト”で人気パンを作ります。

卵をポリ袋でまぜるラクワザ♪

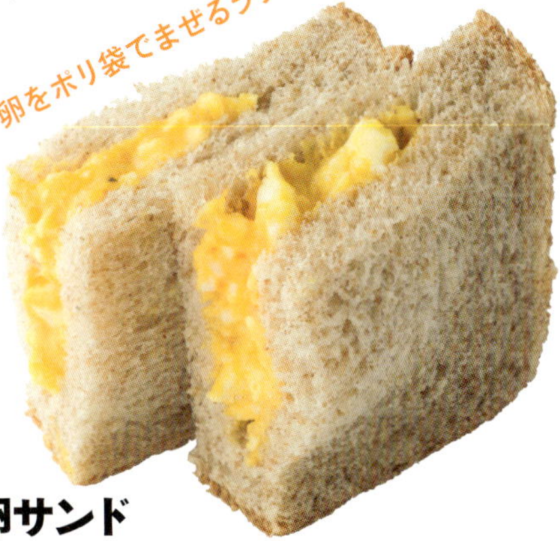

卵サンド

材料と作り方（食パン1枚分）
全粒粉食パン1枚は4等分に切り、切り目を入れる。ポリ袋に**ゆで卵1個**を入れてもんでつぶし、**ヨーグルト（無糖）・オリーブ油各小さじ1、塩・こしょう各少々**を加えてまぜる。袋の角を切り、パンのポケットにしぼり入れる。

ブロッコリーで彩りと食感を

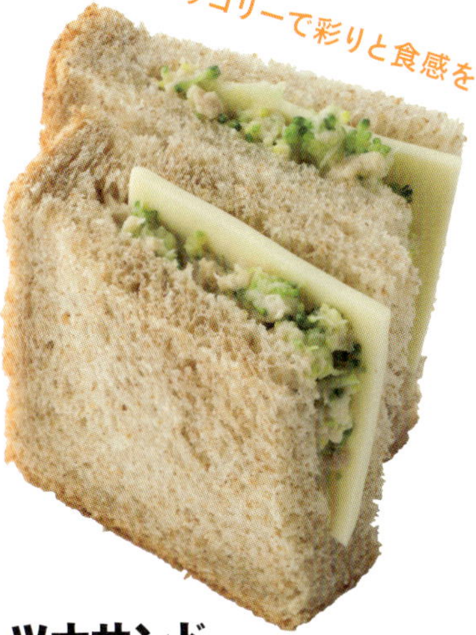

ツナサンド

材料と作り方（食パン1枚分）
全粒粉食パン1枚は4等分に切り、切り目を入れる。**ツナ缶大さじ1強**は汁をきり、刻んだ**ゆでブロッコリー小房2個分、ヨーグルト（無糖）大さじ1/2、オリーブ油小さじ1**をまぜる。**スライスチーズ適量**とともにパンのポケットにはさむ。

水きりヨーグルトって使える！

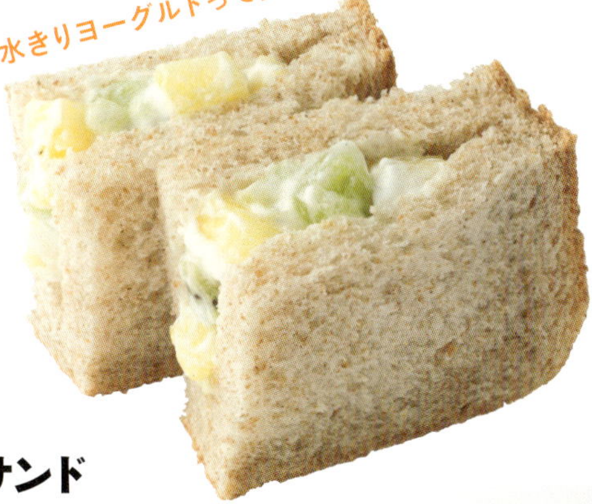

フルーツサンド

材料と作り方（食パン1枚分）
全粒粉食パン1枚は4等分に切り、切り目を入れる。**水きりヨーグルト大さじ3、好みのカットフルーツ適量**（キウイ、パイナップルなど）をパンのポケットにはさむ。

ボウルにざるを重ね、キッチンペーパーを敷いてヨーグルト（無糖）をのせる。一晩おくと水分が下に落ちて、ほどよいかたさに。

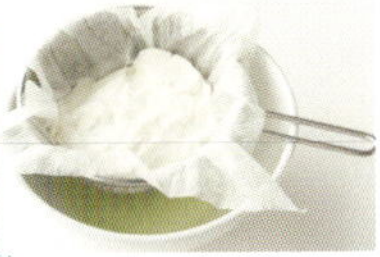

野菜＋たんぱく質でパン食にどっさり栄養を！

野菜たっぷりスープ Variation

包丁なし！ 缶詰2つで
“すぐでき”栄養満点スープ

ツナコーンスープ

材料（大人2人＋子ども2人分）

ツナ缶…小1缶（70g）
クリームコーン缶
…大1缶（435g）
牛乳…2カップ
塩、こしょう…各適量

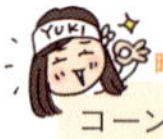

時短Point
コーン缶とツナ缶は、多忙な朝の助っ人。特売のときに買いおきを。

作り方

1 ツナ缶は汁をきる。
2 鍋にツナ缶、クリームコーン缶、牛乳を入れて中火にかけ、煮立ったら、塩、こしょうで味をととのえる。

すぐ煮える食材だけ！
仕上げに卵を回し入れて

かき玉トマトスープ

材料（大人2人＋子ども2人分）

トマト…1個
レタス…4枚
卵…2個
A　水…3カップ
　鶏ガラスープのもと
　…大さじ1.5
かたくり粉…大さじ1
塩、こしょう…各適量

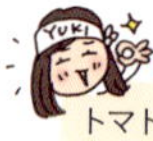

時短Point
トマトも卵も、サッと火を通せばOK。レタスは手でちぎって、包丁いらず。

作り方

1 鍋にAを入れて強火にかける。
2 トマトをざく切りにして1に加え、煮立ったら、レタスを手でちぎり入れる。
3 卵をときほぐして2に回し入れ、かたくり粉を同量の水でといて加え、とろみをつける。塩、こしょうで味をととのえる。

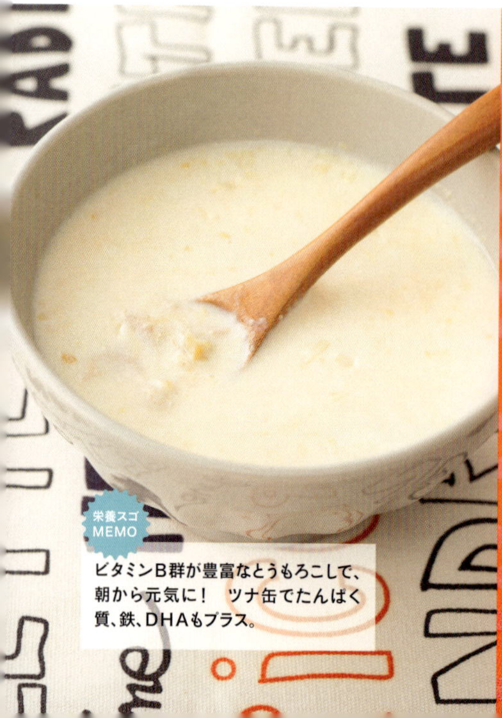

栄養スゴMEMO
ビタミンB群が豊富なとうもろこしで、朝から元気に！ ツナ缶でたんぱく質、鉄、DHAもプラス。

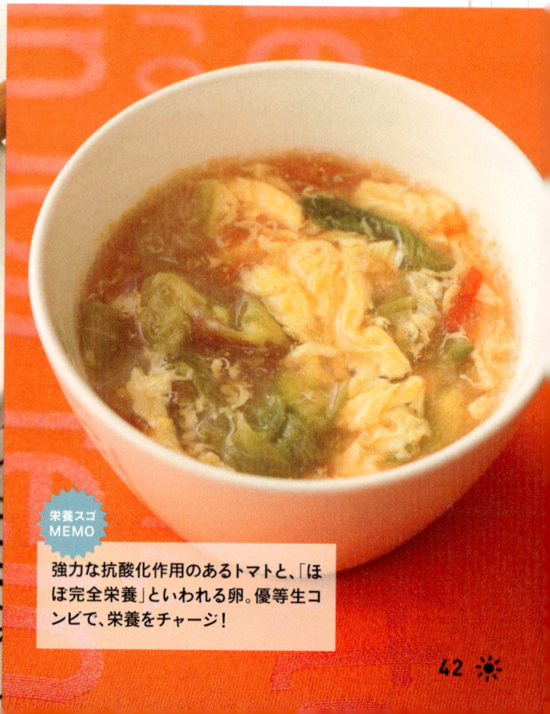

栄養スゴMEMO
強力な抗酸化作用のあるトマトと、「ほぼ完全栄養」といわれる卵。優等生コンビで、栄養をチャージ！

スープには、パン食では不足する水分を補う役目も。
汁にとけ出た野菜のビタミンや貝類のエキスまで飲み干しましょう。

胃腸をいたわる成分がたっぷり！
朝に飲みやすいあっさり味

キャベツと豆腐の中華スープ

材料（大人2人＋子ども2人分）

キャベツ…小2枚（100g）
もやし…1/2袋（100g）
カットわかめ（乾燥）…5g
木綿豆腐…1/2丁（150g）
A｜水…3カップ
　｜鶏ガラスープのもと
　｜…大さじ1.5
塩、こしょう…各適量
ごま油…小さじ1

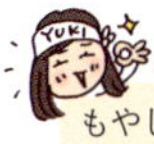

時短Point
もやしとわかめは鍋に直接入れる！"早煮え食材"だから手間なし。

作り方

1 鍋にAを入れて強火にかける。
2 キャベツはざく切りに、豆腐は一口大に切って1に加え、もやし、わかめも加える。
3 煮立ったら弱火にし、1〜2分煮る。塩、こしょうで味をととのえ、ごま油をたらす。

こってり系の乳脂肪をオフ！
"体に効く"やさしいスープに

豆乳クラムチャウダー

材料（大人2人＋子ども2人分）

玉ねぎ…1個
パプリカ（黄）…1個
にんじん…1/3本
あさり（真空パック・p.69）
…1パック（100g）
豆乳…1〜2カップ
オリーブ油…大さじ1
おろしにんにく…小さじ1
塩、こしょう…各適量

時短Point
真空パックのあさりは砂出し不要。バターなしでも、貝でいい味が出る！

作り方

1 玉ねぎ、パプリカは一口大に切り、にんじんはいちょう切りにする。
2 鍋にオリーブ油、にんにく、1を入れて中火にかけ、いためる。水2カップを加え、煮立ったら弱火にし、ふたをして2〜3分煮る。
3 あさりを加え、あさりの口があいたら豆乳を加えて、塩、こしょうで味をととのえる。

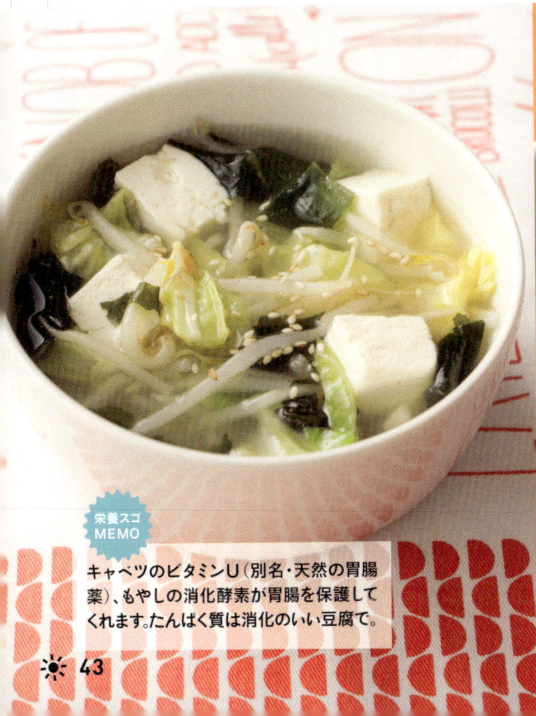

栄養スゴMEMO
キャベツのビタミンU（別名・天然の胃腸薬）、もやしの消化酵素が胃腸を保護してくれます。たんぱく質は消化のいい豆腐で。

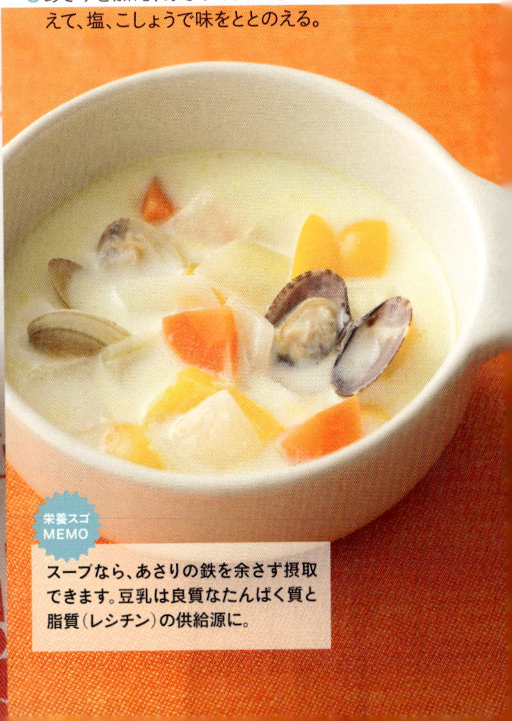

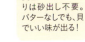

栄養スゴMEMO
スープなら、あさりの鉄を余さず摂取できます。豆乳は良質なたんぱく質と脂質（レシチン）の供給源に。

この「下ごしらえ」に救われる！

アレンジしやすい、この4つ。おにぎりや汁物などに、パパッと「栄養ON」。

1〜2束をまとめてゆでる

ゆでほうれんそう

朝の活用 Idea

- みそ汁 ➜p.33
- ごまあえ ➜p.36
- かつお節としょうゆをかけて「おひたし」に
- 卵といためて「スクランブルエッグ」に
- バナナ、ヨーグルトと「スムージー」に

材料（作りやすい分量）

ほうれんそう
…大1束（または小2束）

作り方

1 鍋にたっぷりの湯を沸かし、塩少々（分量外）を入れ、ほうれんそうを根元から入れる。葉も沈めてさっとゆで、水にとって冷まし、ギュッとしぼる。

2 3㎝くらいの長さに切り、密閉容器に入れる。

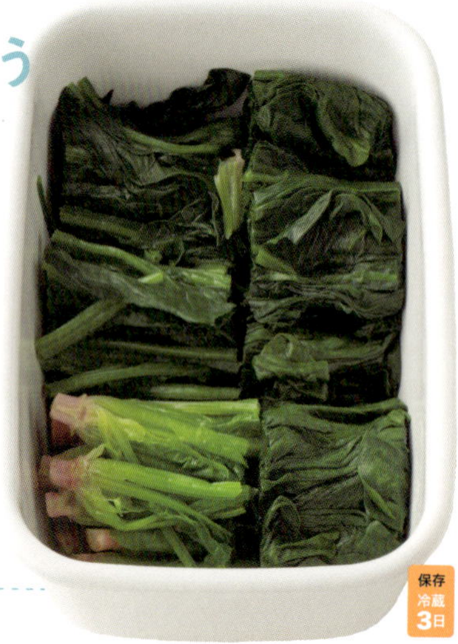

保存 冷蔵 3日

1つの鍋で2種類ゆでる

ゆでブロッコリー ゆでアスパラガス

朝の活用 Idea

- スープの仕上げにポン！
- 目玉焼きのわきにポン！
- ハムやベーコンと「いため物」に
- 「ごまあえ」や「おひたし」に
- 刻んで「サンドイッチ」の具に ➜p.41

材料（作りやすい分量）

ブロッコリー…1個
グリーンアスパラガス…2束

作り方

1 ブロッコリーは小房に分け、茎の部分は皮を切り落として小さく切る。アスパラガスは根元のかたい部分を切り落とし、長さを2〜3等分する。

2 鍋にたっぷりの湯を沸かし、塩少々（分量外）を入れ、ブロッコリーを入れて1分ほどゆで、アスパラガスを加えて1分ほどゆでる。ざるに上げて冷まし、密閉容器に入れる。

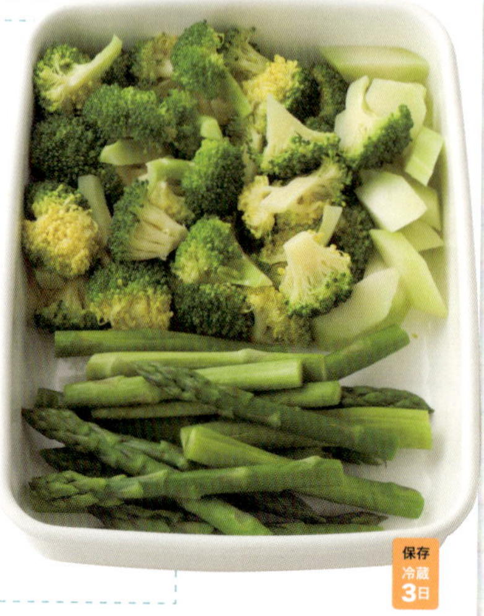

保存 冷蔵 3日

時間がない！ 忙しいママは

“下ごしらえ貯金”は、朝の救世主！ おすすめは栄養価が高い、彩りがいい、

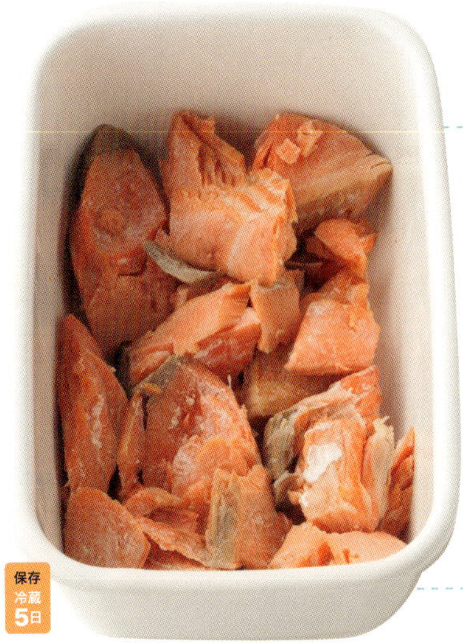

保存 冷蔵 5日

切り身を焼いて保存食に

鮭ほぐし

材料（作りやすい分量）
甘塩鮭…2切れ

作り方
鮭は魚焼きグリルで焼き、皮と骨をとってほぐし、密閉容器に入れる。

朝の活用 Idea

- おにぎり ➡p.31
- のっけパン ➡p.40
- 「チャーハン」の具に
- 「パスタ」の具に
- 鮭ほぐしといり卵で「2色丼」に

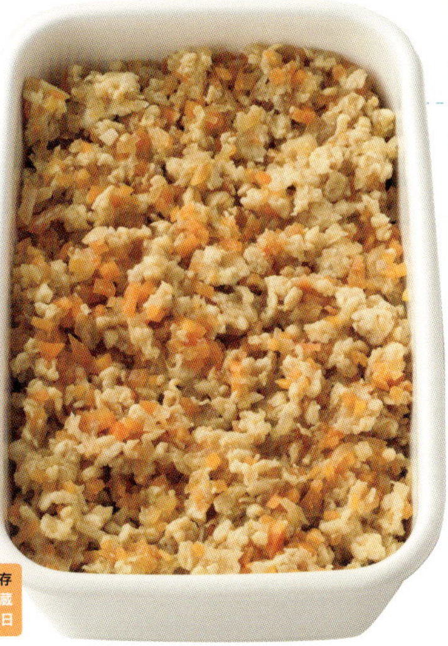

保存 冷蔵 5日

野菜も同時に食べられる

鶏そぼろ

材料（作りやすい分量）
鶏胸ひき肉…250g
にんじん…小1本（160g）
玉ねぎ…1個（200g）
A しょうゆ…大さじ3
　砂糖…大さじ2
　おろししょうが…大さじ1/2

作り方
1 にんじん、玉ねぎはみじん切りにする。
2 フライパンに1、Aを入れて中火にかけ、いためる。野菜がしんなりして調味料の水分が減ってきたら弱火にし、ひき肉を加え、ほぐしながら火を通す。冷まして密閉容器に入れる。

朝の活用 Idea

- おにぎり ➡p.31
- のっけめし ➡p.36
- 「焼きうどん」の具に
- 「のり巻き」の具に
- 「卵焼き」にまぜ込んで

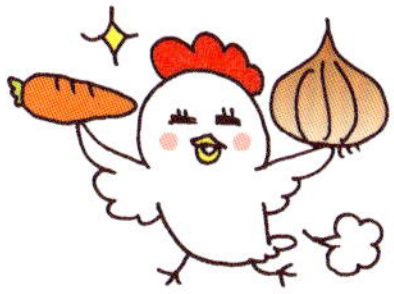

休日はママがお休みして、子どもが作ろう！

パンケーキ献立

お休みの日は、大人が見守りながら
子どもに朝ごはんを作ってもらいませんか？
じょうずにできたらきっと自信がついて
料理好きになるはず！

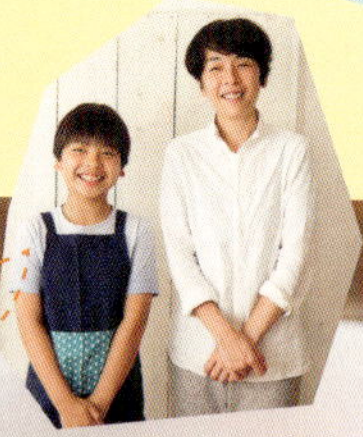

孝太朗くん
（11才）が挑戦♪

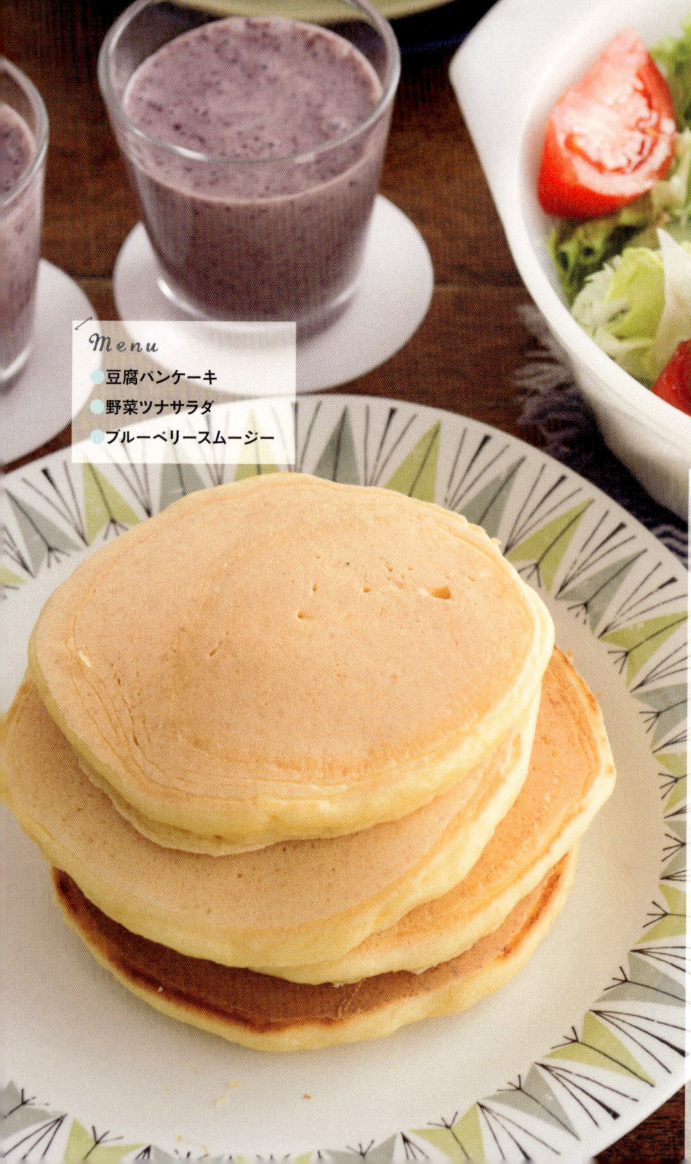

Menu

- 豆腐パンケーキ
- 野菜ツナサラダ
- ブルーベリースムージー

材料（大人2人＋子ども2人分）

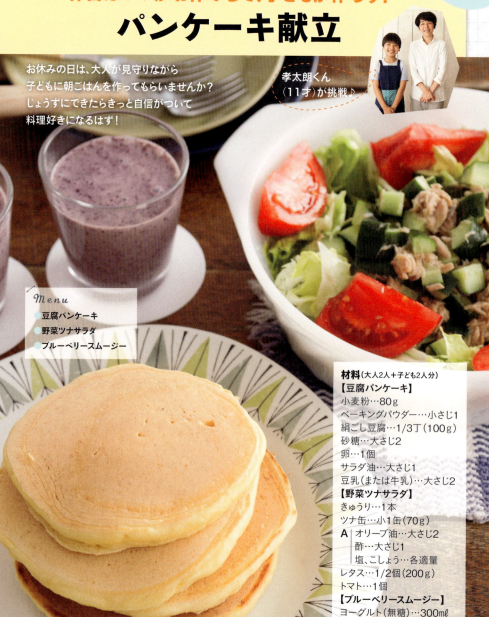

【豆腐パンケーキ】
小麦粉…80g
ベーキングパウダー…小さじ1
絹ごし豆腐…1/3丁（100g）
砂糖…大さじ2
卵…1個
サラダ油…大さじ1
豆乳（または牛乳）…大さじ2

【野菜ツナサラダ】
きゅうり…1本
ツナ缶…小1缶（70g）
A｜オリーブ油…大さじ2
　｜酢…大さじ1
　｜塩、こしょう…各適量
レタス…1/2個（200g）
トマト…1個

【ブルーベリースムージー】
ヨーグルト（無糖）…300㎖
ブルーベリー（冷凍）
　…1.5カップ
バナナ…小2本

1 パンケーキ生地を作る

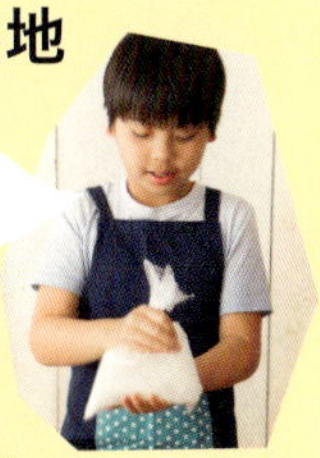
ダマをなくすようにね！

1
ポリ袋に小麦粉とベーキングパウダーを入れる。袋の口を閉じ、振ってまぜる。

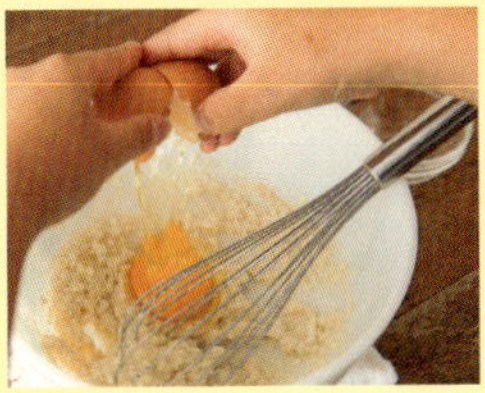

2
ボウルに豆腐と砂糖を入れ、泡立て器でなめらかにまぜたら、卵、サラダ油を順に加えてよくまぜる。

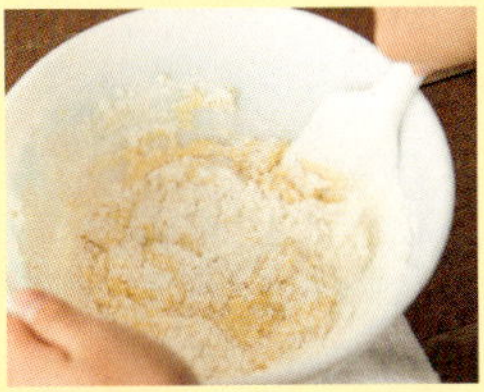

3
1を加え、ゴムべらで粉が見えなくなるまでまぜる。

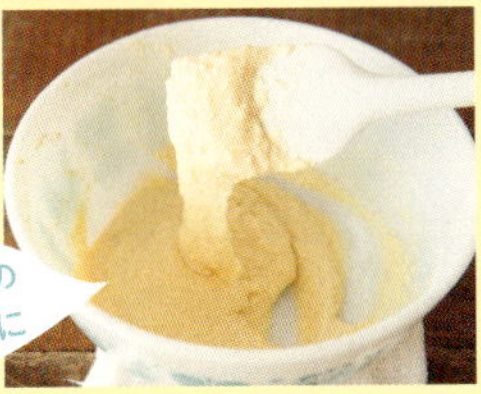
これくらいのかたさに

4
豆乳を加えてかたさを調節し、ラップをかけて冷蔵庫で10分ほど休ませる。

2 サラダを作る

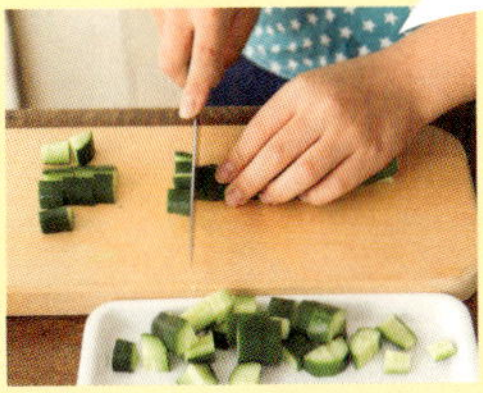
切るときは大人といっしょに！

1
きゅうりは縦4等分に切ってから、1cm厚さに切る。ボウルに入れ、軽く汁をきったツナ、Aを合わせてまぜる。

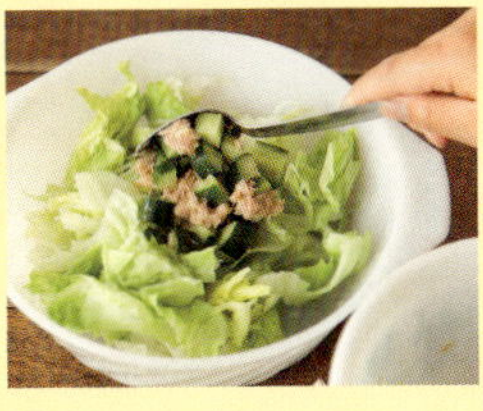

2
器にレタスをちぎって入れ、1をのせ、トマトをくし形に切って飾る。

3 パンケーキを焼く

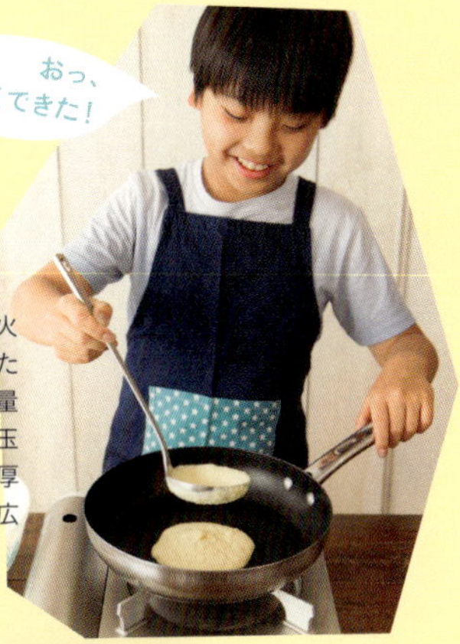
おっ、うまくできた！

1
フライパンを弱火にかけてあたため、生地の1/4量を流し入れ、お玉の底で1cm弱の厚さになるように広げる。

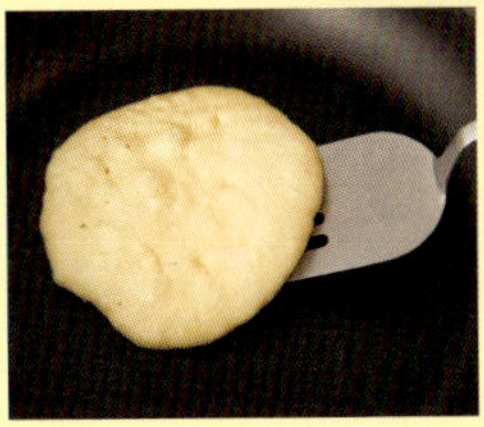

2
表面の気泡が割れてきたら上下を返す。ふたをして30秒〜1分焼いて皿にとり、ラップをかけておく。残りも同様に焼く。

4 スムージーを作る

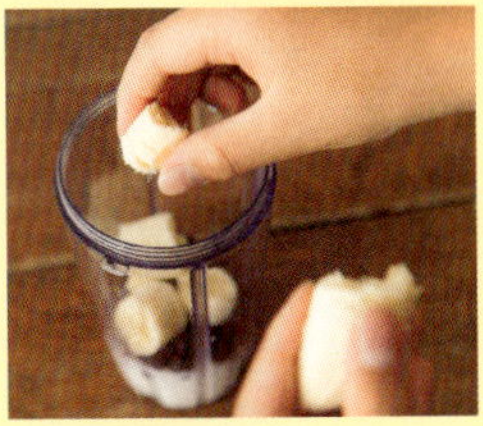

1
ミキサーにスムージーの材料を入れる。ジューサーの場合は容量が少ないので、2回に分けて。

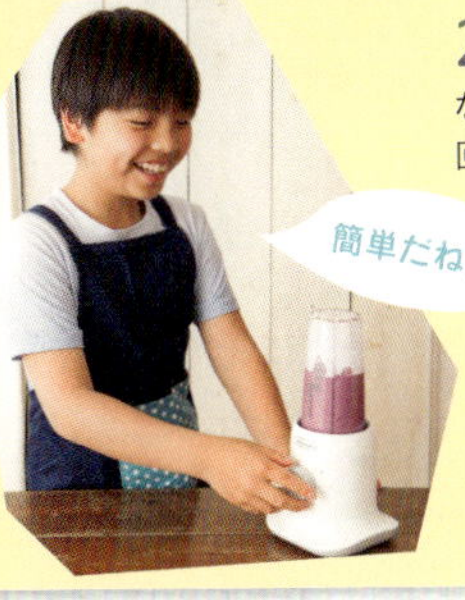
簡単だね♪

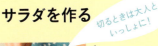

2
なめらかになるまで回して、でき上がり。

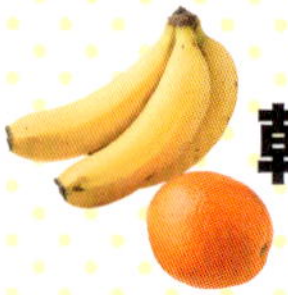

私たちも、試行錯誤しながらがんばっています！

朝ごはんの「ラクして栄養ON」How to

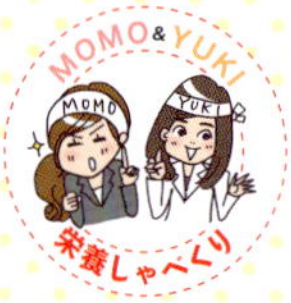

How to 1 晩ごはんのついでに朝の野菜も切る！

MOMO　基本は、**晩ごはんのときに朝食分も「2倍作る・2倍下ごしらえする」が私のルール。**フードプロセッサーでブイーンとにんじん3本を一気にカット、きゅうりも一気に輪切り！　朝、いため物や酢の物がすぐ作れます。

YUKI　一度にたくさん作ることに慣れると、少量作るなんてへっちゃらに。料理は訓練（笑）。私も晩ごはんの支度の合い間に**野菜を塩もみする、おいもをふかす、そして朝サッと出す。**やってます！

How to 2 栄養アップはまぜ込み作戦で！

YUKI　朝の“卵”は便利。**切り干し大根をまぜる、ちりめんじゃこを加えてカルシウム補給する、にんじんとツナといためてしりしりなど。**栄養まぜ込み“おにぎり”や、野菜の量がギュッと入る“汁物”のラインナップもふやしたい！

MOMO　栄養強化に加えて、夏は脱水症がふえるので、朝ごはんでは「水分」も必要です！**ごはんや汁物、ウリ科の野菜や果物からも水分がとれると、ペットボトル約1本分相当になります。**

How to 3 好きなものを出す！でも飽きないように

YUKI　息子は小食なので、すぐやせちゃうのが心配……。**きな粉が好きだから、朝は「きなこ豆乳バナナドリンク」が定番です。**そこに胃にやさしいキャベツを入れたり。

MOMO　栄養価が高い好物をうまく使うのはいいことですね！

YUKI　でも、かぼちゃを出しすぎて、嫌いになったことが。**好きなものも、つづくと飽きて食べなくなる。**間隔をあけるとか、形を変えるとか、本当に頭を使います（笑）。

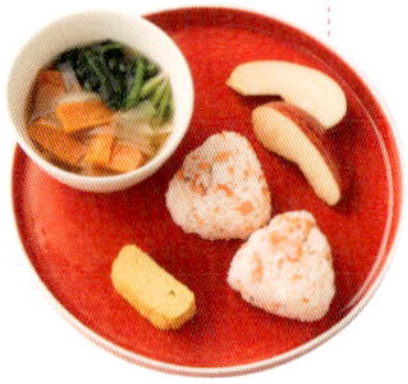

How to 4 栄養はそろってる？子どもに気づかせる

MOMO　私は物心ついてから成人するまでずっと、**主食・主菜・副菜の3つがのせられるワンプレートの朝ごはんでした。**

YUKI　「ごはんかパン」「手のひらサイズのおかず」「野菜や果物」。この3つを必ず食べようね！と**毎日言いつづけると、子どもが気づくんです。「ママ、ここに入ってないよ」と。**そうなったら、栄養がそろう！

MOMO　仕切りがある皿は埋めようとするうちに、自然と栄養バランスの感覚が身につくのでオススメ。でも、なければ家にある大きめの皿でいいですよ。

Part 2

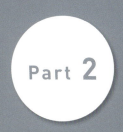

みんな足りない！
鉄はコツコツ強化する！

鉄は吸収率が低く、とってもすぐに消費され、
毎日コツコツとりつづけなければ不足してしまう！
効率よく鉄をとるには、食材選びも大切です。

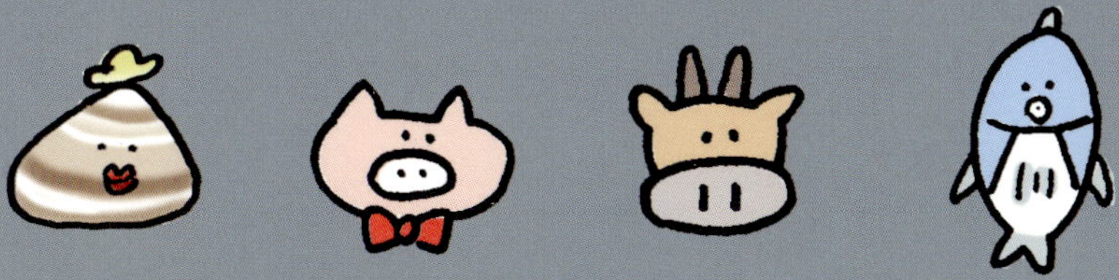

成長期の子どもは人生最大、鉄を失う

まずはお母さんが〝鉄〟について知る

月経がない場合には、子どもの貧血は「食事での鉄が足りない」ことが主な理由です。つまり、食事からとった鉄の摂取量が、そのままヘモグロビン値にあらわれるということです。

ラブテリが行った貧血調査では、貧血リスクが低かった子どもは、お母さんに鉄を含む食材について知識があり、食事でとる工夫ができていることがわかりました。お母さんの〝貧血マネジメント〟は重要！

吸収率の低い鉄を、成長期の消費スピードが速い子どもに十分に供給することは、至難のわざ。まず、その事実を知りましょう。

男の子は体格も大きく、体内の鉄は運動するほど汗をかいて出ていくので、サッカー少年や野球少年はより多くの鉄をとらないといけません。一方、女の子は思春期に初経を迎えたら、圧倒的に貧血リスク

鉄はコラーゲンをつくる栄養素の1つ

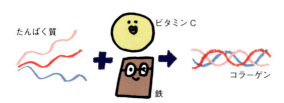

コラーゲンは、たんぱく質が集まった三重のらせん構造をしています。合成するときには、鉄とビタミンCが必要です。

が高くなるため、鉄をさらに強化する必要があります。

鉄は、脳と骨の発達にも影響する

血液をつくる鉄は、全身に酸素を供給して、心と体の疲労を回復する〝総合スタミナ剤〟のようなもの。貧血がひどくなると、イライラしたり、疲れやすくなったり、朝の目覚めが悪く起きられない、顔色が悪い、月経のある女の子はＰＭＳ（月経前症候群）が重いなどの不調が起こります。元気ではない、ベストパフォーマンスでいられないのは、貧血が原因かもしれません。

鉄は、脳内で分泌される神経伝達物質をつくる酵素を補う、補酵素としても働きます。**鉄が豊富であれば、心を安定させる「セロトニン」、やる気を促す「アドレナリン」、快楽を得る「ドーパミン」などをたくさんつくることができます。**そのため、うつなど心の病気とも、鉄は密接に関係しているのです。

また、鉄はコラーゲンをつくる栄養素でもあります。骨はカルシウムとコラーゲンが1対1の割合で構成されているため、**鉄が足りないとコラーゲンがつくられなくなり、骨の成長（身長の伸び）に影響する可能性があります。**

毎日、コンスタントに鉄を与えることは、子どもの脳を発達させることや、身長を伸ばすこともサポートしているのです。

骨はカルシウムとコラーゲンでできている

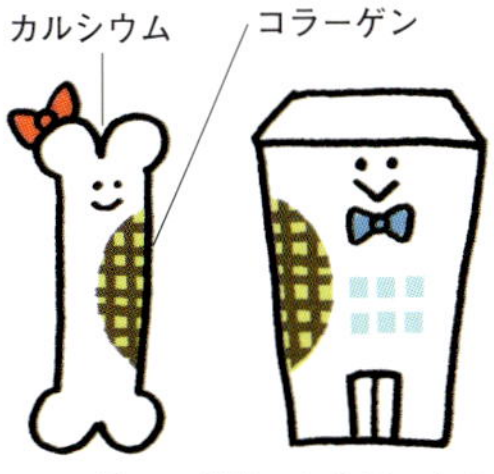
カルシウム
コラーゲン
骨
鉄筋コンクリートの建物

骨は「鉄筋コンクリート」の建物のような構造をしています。
コラーゲンが鉄筋、カルシウムはコンクリートの役目をします。

すぐ消費される鉄は「毎日」とる!!!

1週間に1回の焼き肉ではダメ！

「うちの子、鉄が足りないかも」と思ったら、今からでも遅くないので、鉄を〝毎日〟食卓へ。

子どもの鉄は成長に消費されるだけでなく、汗や尿からも、体外へ出ていきます。「週末に焼き肉を食べたから大丈夫」という人もいるのですが、鉄はとる→出る→とる→出ると消費が速いので、毎日、コンスタントにとらないと供給が追いつきません。

鉄には、植物性の非ヘム鉄（青菜・海藻・大豆製品など）と、動物性のヘム鉄（赤身の肉・魚など）がありますが、ヘム鉄は非ヘム鉄より約5倍も吸収率が高いうえ、血液をつくるために必要なたんぱく質と、造血作用のあるビタミンB_{12}も同時にとれます。

成長期には、**鉄の含有量・吸収率ともに優秀な食材（おすすめは**

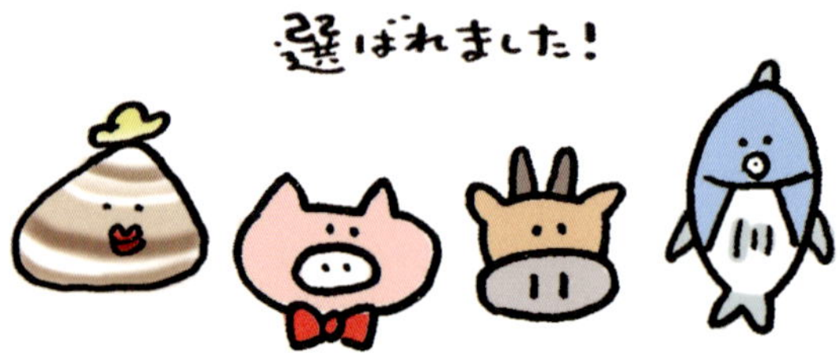

下の4つ）で、鉄をガツンと供給しましょう。そして、高野豆腐や、ほうれんそう、小松菜、のり、ごまなども常備して、鉄をON＆ON。チリツモの鉄貯金も、毎日つづけることの効果は大きいです。

女性は慢性的に鉄を不足させやすい

体内の鉄は、血液中の「ヘモグロビン」と、肝臓にストックされる「貯蔵鉄（フェリチン）」という、異なる形で存在します。

貧血かどうかはヘモグロビンの値で判断されますが、私たちの体はヘモグロビンが減ると、「貯蔵鉄（フェリチン）」から補う仕組みになっています。フェリチンは「銀行口座」、ヘモグロビンは「お財布の紙幣」にたとえられますね。

貯蔵鉄が枯渇すると、ヘモグロビンは正常値でも、貧血の症状が出る〝隠れ貧血〟の可能性が高いので、フェリチン不足をまねかないためにもチリツモ貯金は大切です。

月経が正常にあるお母さんと思春期の女の子は、「常に鉄が足りない」と自覚してください。鉄は総合スタミナ剤ですから、男性より女性のほうが疲れやすく、メンタルの浮き沈みがあるのは、鉄を貯蔵できないことも一因なのです。

実際に貧血のお母さんは体力がなく、子育て満足度や幸福度が下がってしまうことがわかっています。お母さんの鉄補充もマストです！

鉄強化のおすすめ食材

造血成分No.1

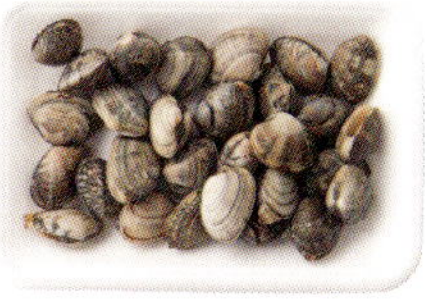

あさり

頻度No.1

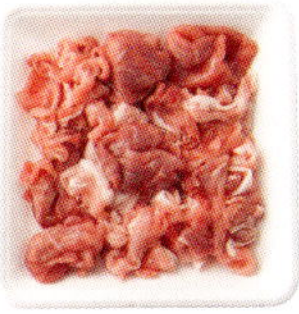

豚赤身肉

コスパNo.1

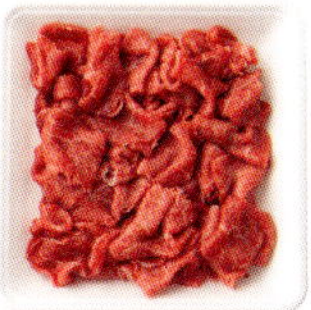

牛こまぎれ肉

手軽さNo.1

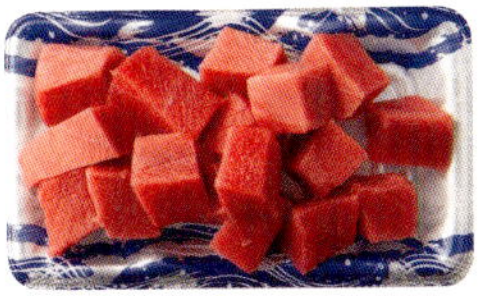

赤身魚の刺し身

この4つの食材を使った
帰宅後15分以内で作れるスピードレシピへGo!

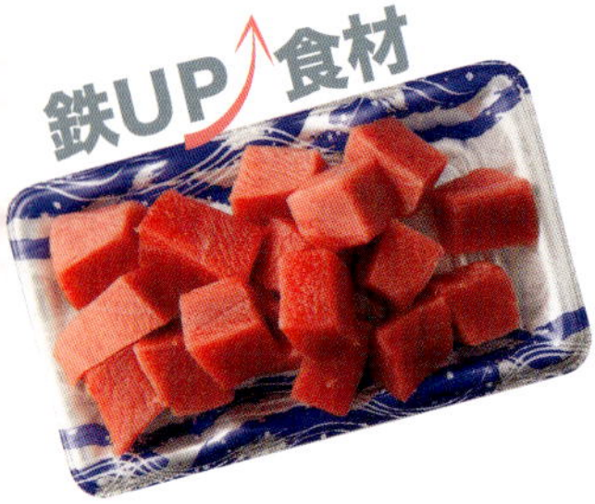
鉄UP↑食材

手軽さNo.1
赤身魚の刺し身

食卓へ出すだけでいい手軽さで、人気の刺し身。
“まぐろ”や“かつお”は、鉄の優秀な供給源です。
大好きな刺し身といっしょに、野菜も食べさせて！

まぐろのまぜまぜ丼

材料（大人2人＋子ども2人分）
まぐろ刺し身（ぶつ切り）…250g
きゅうり…2本
オクラ…1袋
あたたかいごはん…700g（2合分）
しょうゆ…大さじ1
ごま油…大さじ1/2
のり（全形）…1/2枚

なんで**赤身魚の刺し身**がいいの？

- 赤身魚のまぐろ・かつおには鉄が豊富！
- DHAも多く、脳の働きを高める
- 魚は生で食べればDHAの損失なし

きれいな彩りと
ポリポリの食感で
飽きずに完食させる

作り方

1 きゅうりは縦に4等分し、5㎜厚さに切る。オクラは塩ゆでし、5㎜厚さに切る。まぐろは1㎝角に切る。

2 器にごはんを盛り、1をのせる。しょうゆ、ごま油をかけ、のりをちぎって散らす。まぜながら食べる。

調理時間 10分
1人分 鉄 1.9mg

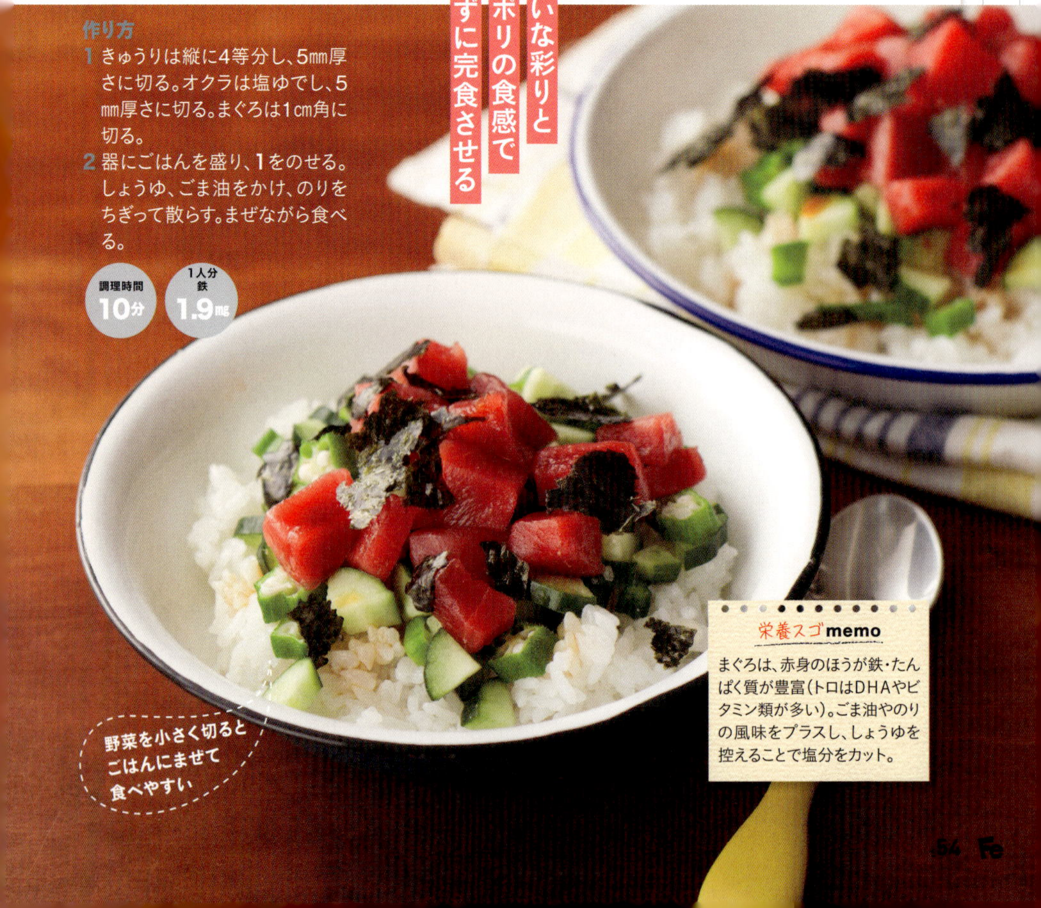
野菜を小さく切ると
ごはんにまぜて
食べやすい

栄養スゴmemo

まぐろは、赤身のほうが鉄・たんぱく質が豊富（トロはDHAやビタミン類が多い）。ごま油やのりの風味をプラスし、しょうゆを控えることで塩分をカット。

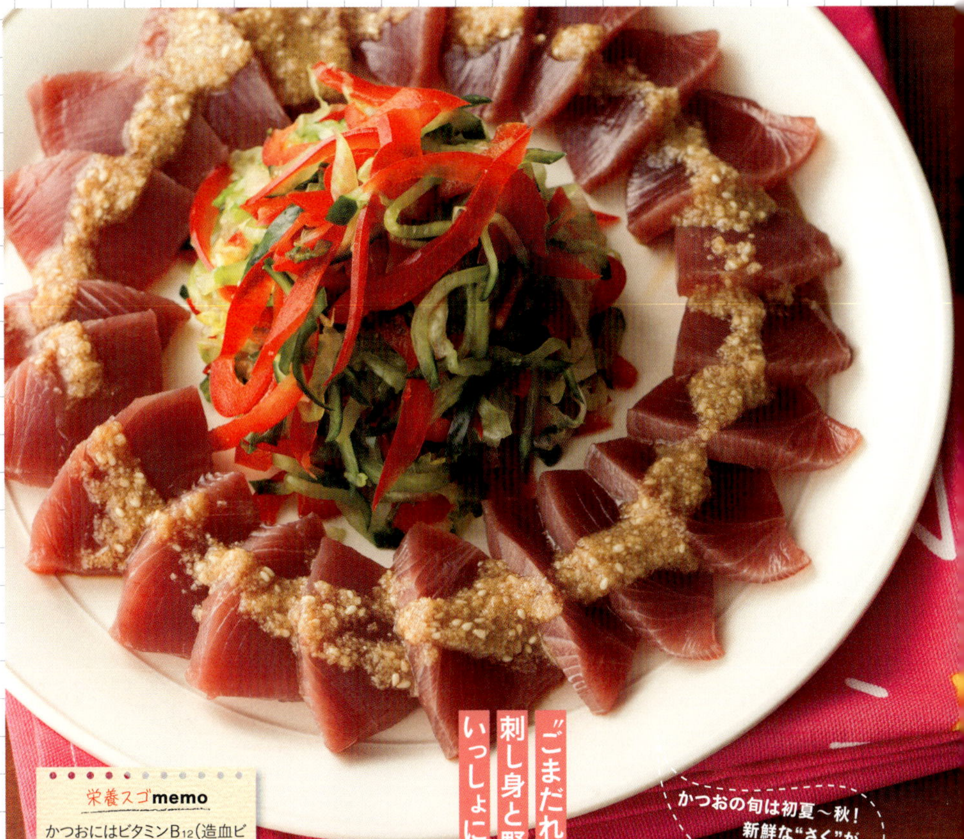

"ごまだれ"をかけるだけで
刺し身と野菜が
いっしょにおいしい

かつおの旬は初夏～秋！
新鮮な"さく"が
安いときに

栄養スゴmemo

かつおにはビタミンB_{12}（造血ビタミン）など、ビタミンB群が豊富。疲労回復や免疫力アップにも役立ちます。気になるくさみは酸味をきかせてオフ。

かつおのフラワーサラダ

材料（大人2人＋子ども2人分）

かつお刺し身…1さく（300g）
レタス…4枚
きゅうり…1本
パプリカ（赤）…1/2個
塩…ふたつまみ
A ポン酢しょうゆ…大さじ2
　すり白ごま…大さじ1
　ごま油…大さじ1/2

調理時間 10分
1人分 鉄 1.9mg

作り方

1 レタス、きゅうり、パプリカはせん切りにしてポリ袋に入れ、塩、水大さじ2を加えて軽くまぜる。しんなりしたら水けをしぼり、器の中央に盛る。
2 かつおは薄切りにし、1の野菜の周りに花びらのように盛る。Aをまぜ合わせてかける。

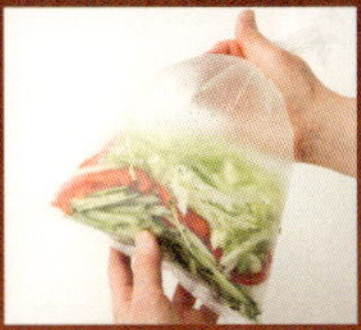

野菜の塩もみはポリ袋で
袋に空気を入れ、ふくらませて振ると、均一に塩をまぶせる。塩もみするとしんなりして食べやすい！

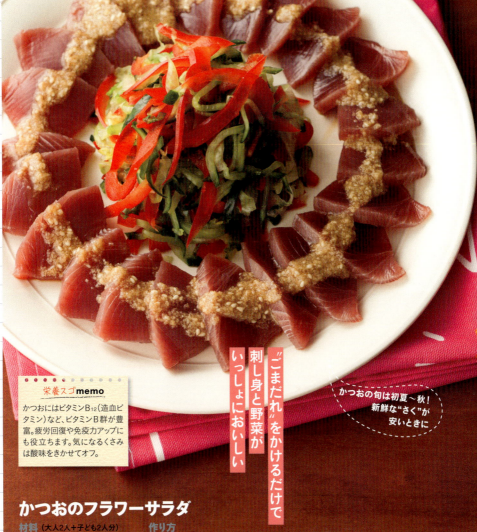

鉄UP↗食材

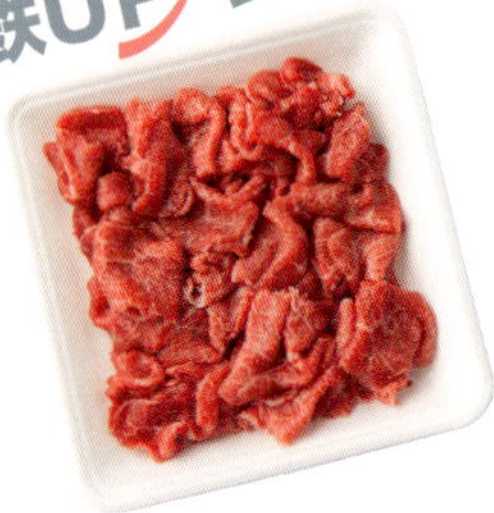

コスパNo.1
牛こまぎれ肉

牛肉は値段が高い！ とはいえ、鉄含有量は
肉類でいちばん多いから、実は鉄のコスパは優秀!!
敬遠せず、特売を狙いましょう。

なんで**牛こまぎれ肉**がいいの？

- 鶏・豚肉よりも鉄が多くとれる
- 免疫力をアップする亜鉛も豊富
- こまぎれ肉なら安くて、調理もラク！

野菜と肉を交互に盛るテクで肉好きな子も野菜をちゃんと食べる

焼き肉サラダ

材料（大人2人＋子ども2人分）

牛こまぎれ肉…250g
サニーレタス…1/3個（180g）
青じそ…4枚
パプリカ（赤）…1/2個
焼き肉のたれ（市販）…大さじ3
のり、いり白ごま…各適量

作り方

1 レタス、青じそは手で食べやすくちぎる。パプリカは長さを半分に切ってから薄切りにする。
2 牛肉は大きければ一口大に切り、フライパンに入れ、焼き肉のたれをもみ込む。中火にかけ、いためながら火を通す。
3 器に1、2を交互に盛り、ちぎったのりを散らし、ごまを振る。

調理時間 10分
1人分 鉄 1.8mg

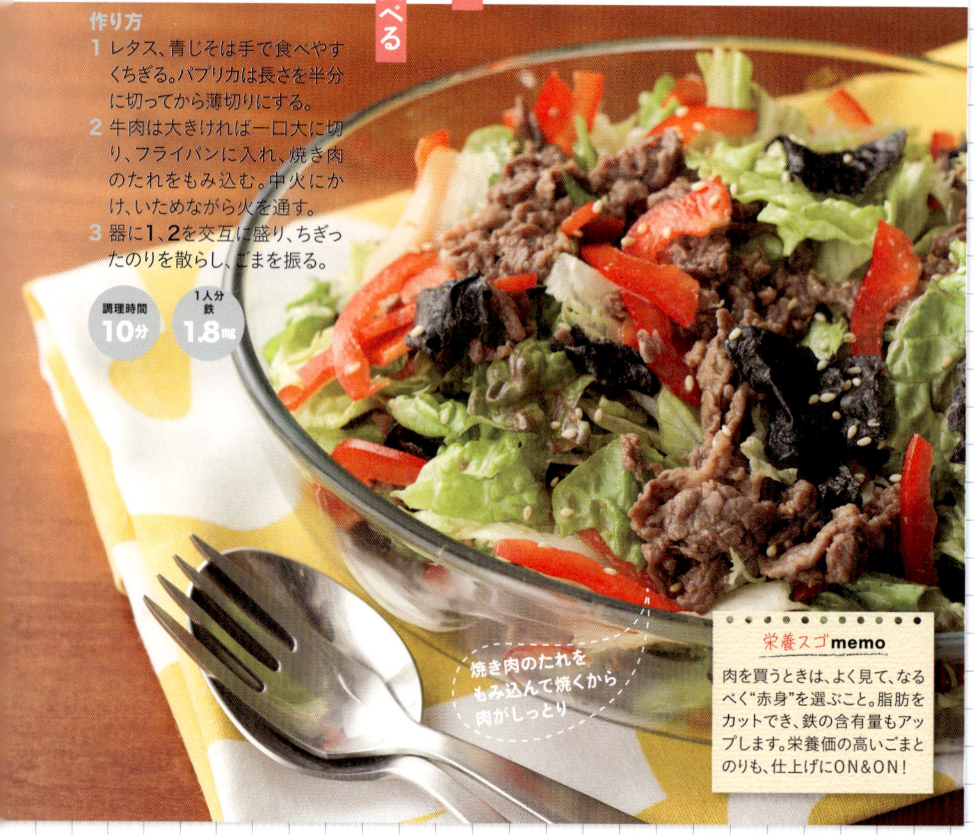
焼き肉のたれを
もみ込んで焼くから
肉がしっとり

栄養スゴmemo

肉を買うときは、よく見て、なるべく"赤身"を選ぶこと。脂肪をカットでき、鉄の含有量もアップします。栄養価の高いごまとのりも、仕上げにON&ON！

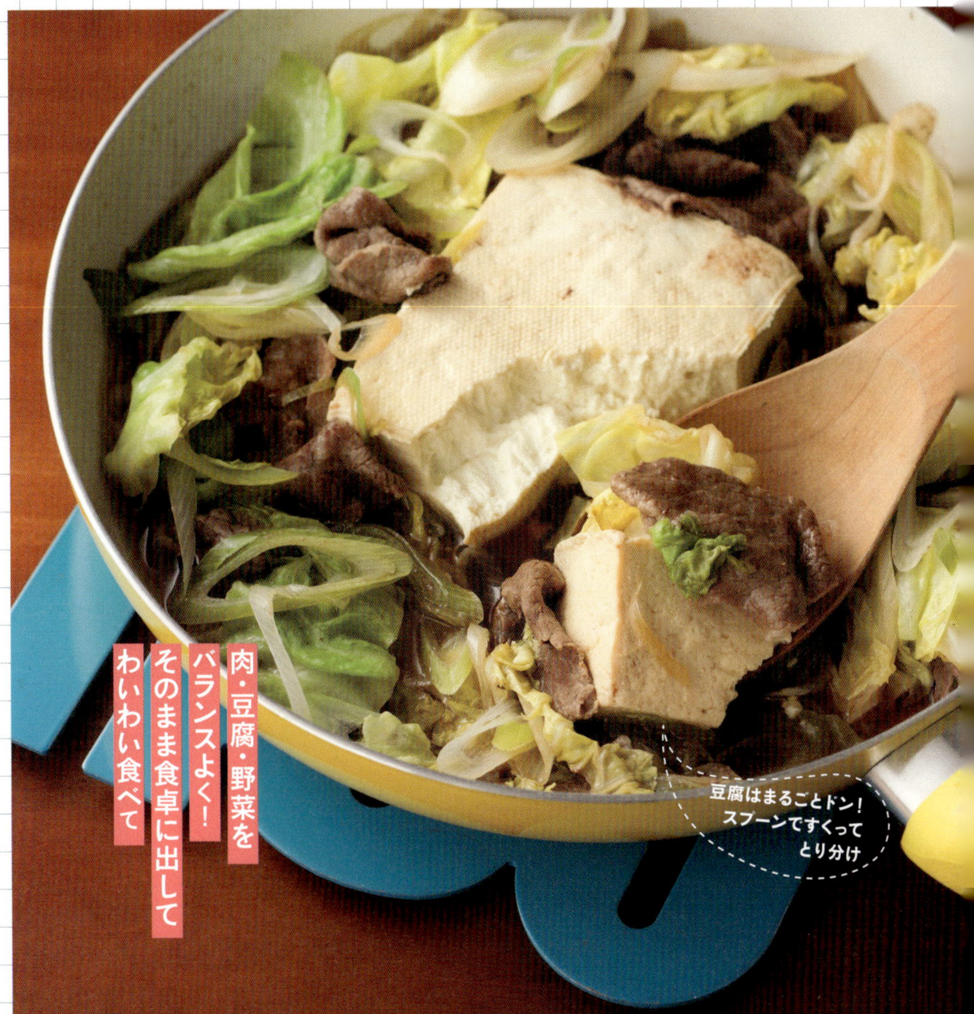
肉・豆腐・野菜を
バランスよく！
そのまま食卓に出して
わいわい食べて
豆腐はまるごとドン！
スプーンですくって
とり分け

フライパン肉豆腐

材料（大人2人＋子ども2人分）

牛こまぎれ肉…200g
木綿豆腐…1丁（300g）
キャベツ…1/6個（200g）
ねぎ…1本
A しょうゆ…大さじ3
酒、砂糖…各大さじ2
おろししょうが…少々
水…1/4カップ

調理時間 15分
1人分 鉄 1.5mg

作り方

1 キャベツはざく切りにする。ねぎは斜め薄切りにする。牛肉は大きければ一口大に切る。
2 フライパンに**A**を入れ、まぜて砂糖をとかす。中心に豆腐をおき、周りに野菜、牛肉、野菜の順に重ねる（肉をはさんで蒸し煮にすることでしっとりする）。
3 中火にかけ、煮立ったらふたをして少し火を弱め、5分煮る。

栄養スゴmemo

野菜を入れることで、彩りも栄養バランスもよい肉豆腐に！ しいたけ、えのきだけ、白菜なども合います。豆腐からは、大豆の良質なたんぱく質も補えます。

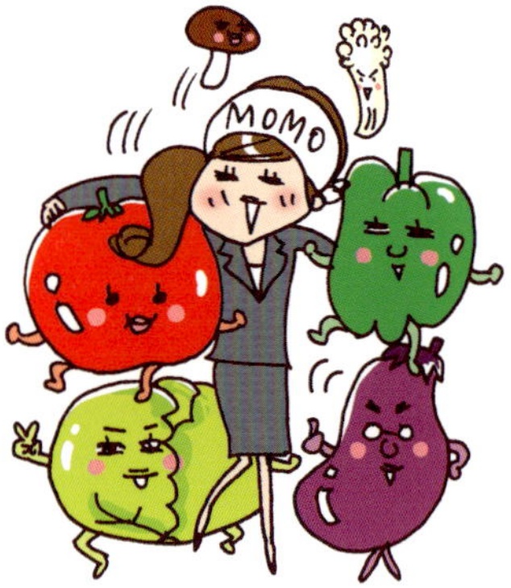

じゃがチンジャオロースー

材料（大人2人＋子ども2人分）

牛こまぎれ肉…250g
じゃがいも…2個
ピーマン…3個
A｜オイスターソース、しょうゆ、みりん
　　…各大さじ1
　かたくり粉…大さじ1
　おろしにんにく…大さじ1/2
ごま油…大さじ1/2

作り方

1 じゃがいも、ピーマンは細切りにする。牛肉は1㎝幅に切り、Aをもみ込む。
2 フライパンにごま油を熱し、じゃがいもをいためる。全体に油が回ったら、ふたをして2〜3分蒸し焼きにする。
3 じゃがいもを端に寄せ、牛肉を加えていためる。肉に火が通ってきたらピーマンを加え、ピーマンがしんなりするまでいためる。

たけのこのかわりに
じゃがいもで
かさ増し☆
子どもが喜ぶ！

調理時間 15分
1人分 鉄 1.1mg

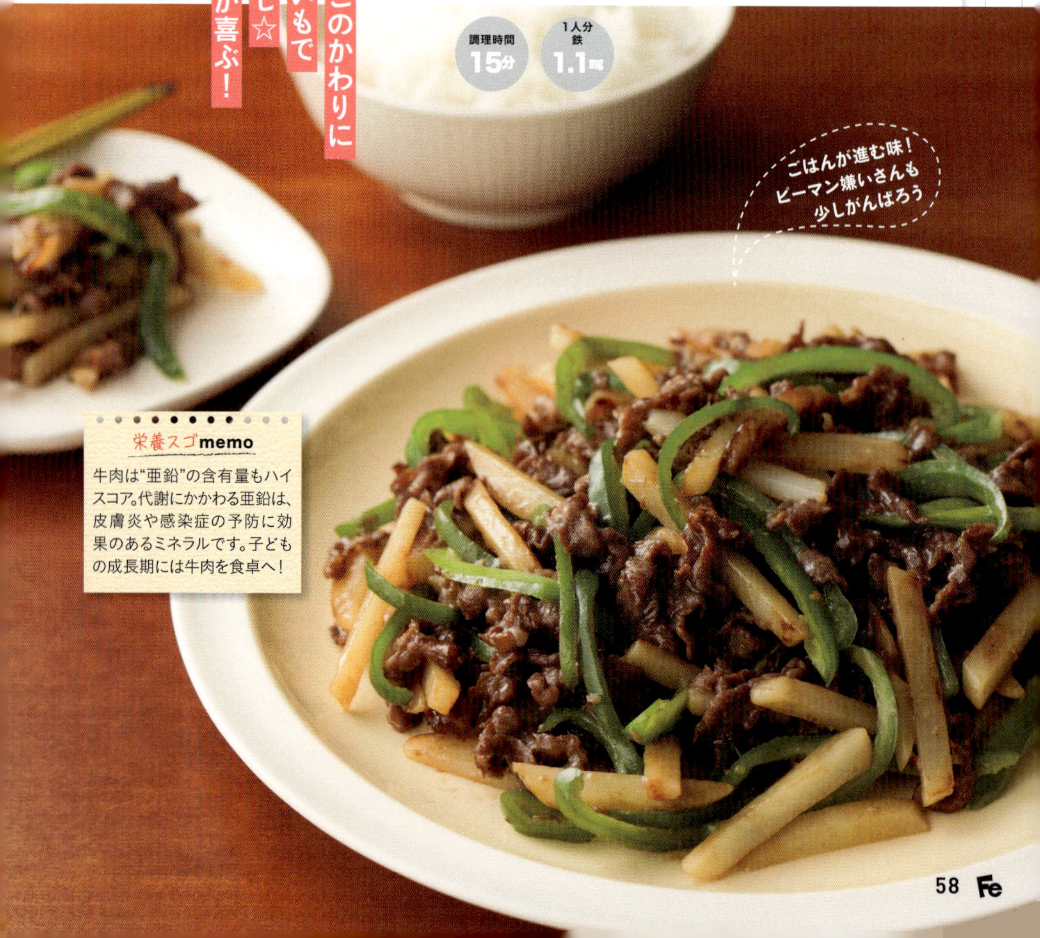

ごはんが進む味！
ピーマン嫌いさんも
少しがんばろう

栄養スゴmemo

牛肉は“亜鉛”の含有量もハイスコア。代謝にかかわる亜鉛は、皮膚炎や感染症の予防に効果のあるミネラルです。子どもの成長期には牛肉を食卓へ！

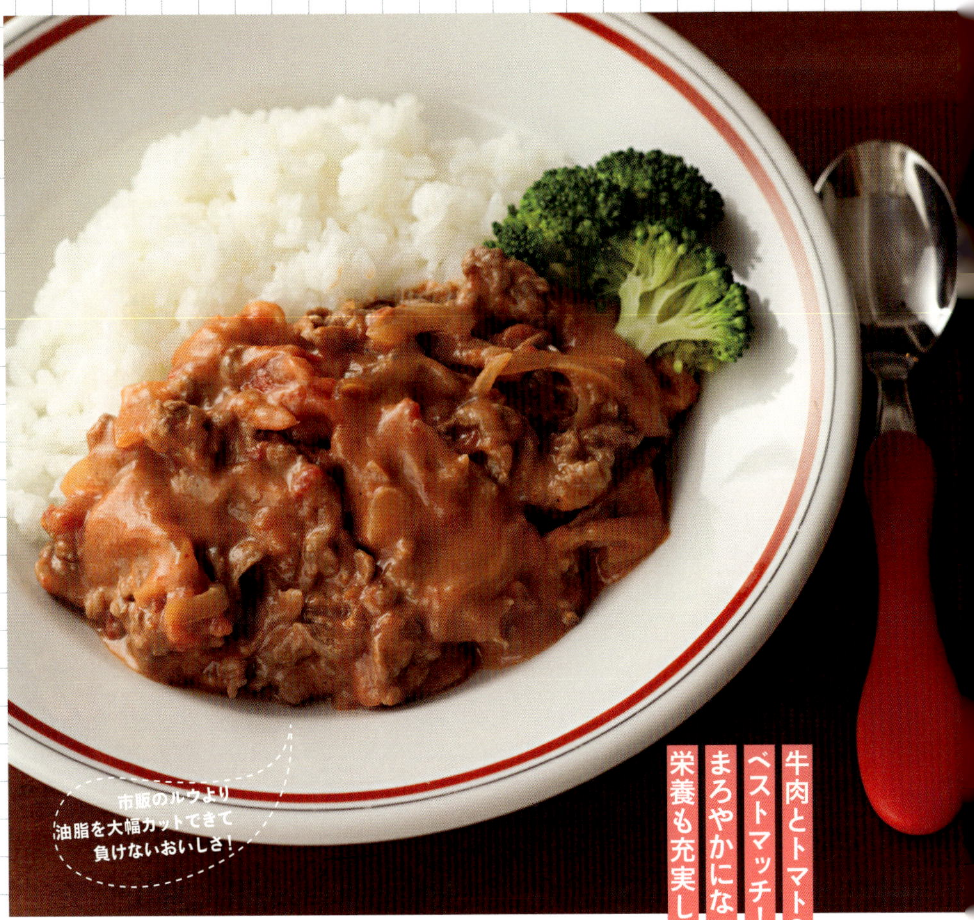
市販のルウより
油脂を大幅カットできて
負けないおいしさ！
牛肉とトマト&豆乳が
ベストマッチ！
まろやかになって、
栄養も充実した一皿に

トマトたっぷりハヤシライス

材料（大人2人＋子ども2人分）

牛こまぎれ肉…250g

A
- 塩…小さじ1
- こしょう…適量
- 小麦粉…大さじ1

玉ねぎ…小1個
カットトマト缶…1缶（400g）
中濃ソース…大さじ1
豆乳…1.5カップ
サラダ油…大さじ1
あたたかいごはん
…700g（2合分）
ゆでブロッコリー…適量

調理時間 15分
1人分 鉄 2.6mg

作り方

1 玉ねぎは縦半分に切ってから薄切りにする。フライパンに入れ、サラダ油を加えて中火にかけ、しんなりするまでいためる。
2 トマト缶、ソースを加え、ふたをして中火で2〜3分煮る。
3 牛肉は大きければ一口大に切り、Aをまぶし、2に肉が重ならないように加える。
4 肉に火が通ってきたら豆乳を加え、まぜながら軽く煮て（ぐつぐつ煮立てない）、塩、こしょう（分量外）で味をととのえる。
5 器にごはんを盛り、4をかけ、ブロッコリーを添える。

栄養スゴmemo

豆乳を使えば、大豆の栄養が加わります。トマト味の料理には、トマトジュースは食物繊維が少ないため、トマト缶がベター。ジュースなら食塩無添加を。

鉄UP↑食材

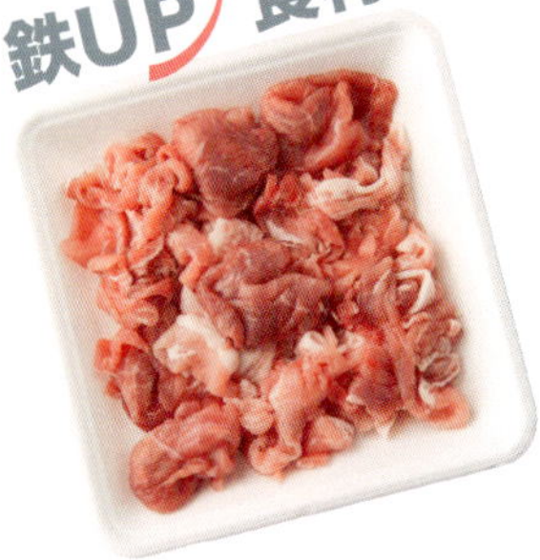

頻度No.1
豚赤身肉

食卓での登場回数が多い豚肉は、
もも肉やヒレ肉、赤身ひき肉などの"赤身"を選ぶだけで、鉄の含有量がふえます。
乾物と組み合わせれば、さらにパワーアップ！

ひじきとれんこんの豚きんぴら

材料（大人2人＋子ども2人分）

豚もも薄切り肉…300g
芽ひじき（乾燥）…大さじ3（9g）
れんこん…小1/2節（100g）
A｜しょうゆ、酒、砂糖…各大さじ2
ごま油…大さじ1/2

作り方

1 豚肉は一口大に切る。ひじきはたっぷりの水でもどし、ざるに上げる。
2 フライパンにAを合わせ、ひじきを入れ、れんこんをスライサーで薄切りにしながら加える。弱めの中火にかけ、まぜながら汁けがほぼなくなるまで煮る。
3 ごま油を加え、豚肉を重ならないように並べ入れ、いためて火を通す。

調理時間 15分
1人分 鉄 2.0mg

なんで豚赤身肉がいいの？

- 牛肉より安価で、赤身なら鉄が多め！
- 薄切り肉やひき肉は子どもが食べやすい
- ビタミンB_1が疲労回復に効く

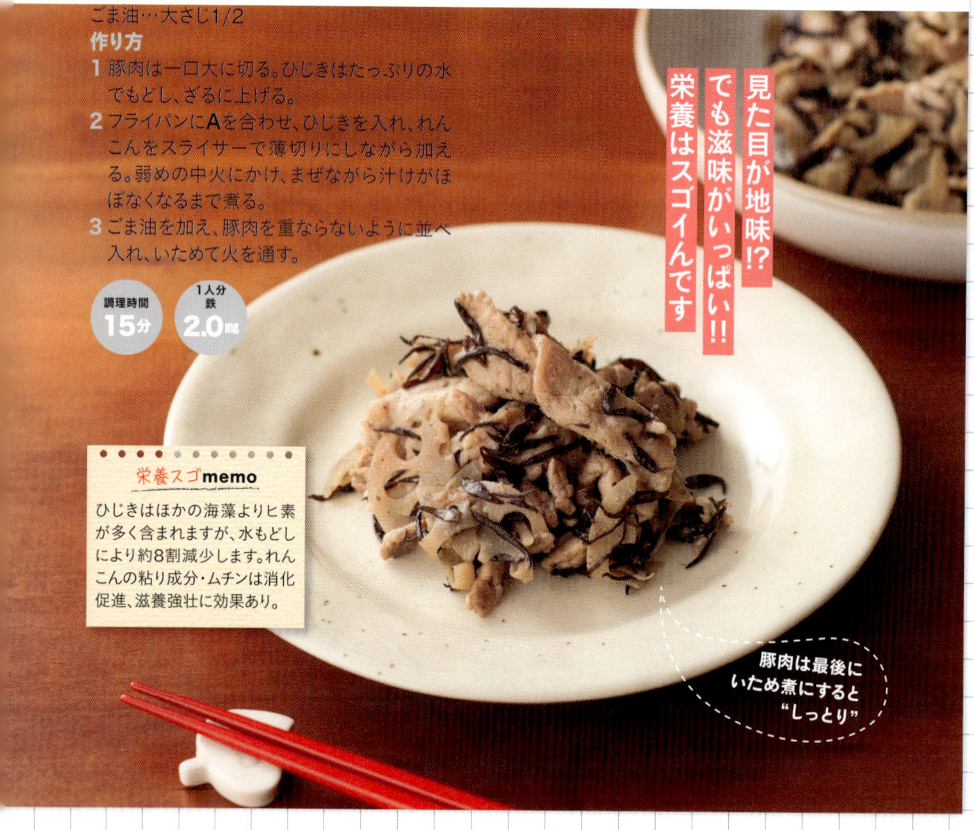
見た目が地味!?
でも滋味がいっぱい!!
栄養はスゴイんです
豚肉は最後にいため煮にすると"しっとり"

栄養スゴmemo

ひじきはほかの海藻よりヒ素が多く含まれますが、水もどしにより約8割減少します。れんこんの粘り成分・ムチンは消化促進、滋養強壮に効果あり。

かぼちゃと高野豆腐と豚肉の煮物

材料（大人2人＋子ども2人分）

豚もも薄切り肉…250g
かぼちゃ…350g
高野豆腐
（煮汁でもどす角切りタイプ）
…12個
A しょうゆ、酒、砂糖
…各大さじ1.5
水…1.5カップ

調理時間 15分
1人分 鉄 1.5mg

作り方

1 かぼちゃはラップで包んで電子レンジ（600W）に皮を下にして入れ、4～5分加熱し、小さめの一口大に切る。豚肉は一口大に切る。

2 直径22cmくらいのフライパン（または鍋）にA、かぼちゃ、高野豆腐を入れ、上に豚肉を重ならないように並べる。中火にかけて煮立ったら、全体にキッチンペーパーをのせてふたをし、少し火を弱めてコトコトと3～4分煮る。

3 そのまま少しおいて味を含ませ、器に盛り、残った煮汁を煮詰めて豚肉にかける。

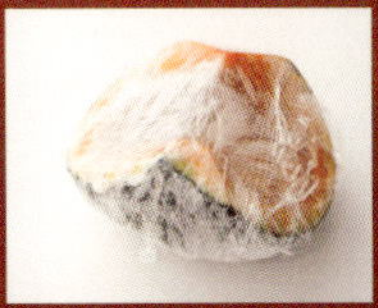

かぼちゃはチン！
切るのがラク＆時短に
かぼちゃは電子レンジで加熱するとスッと切れて、煮る時間も短縮できる。前日にチンしておくとラク。

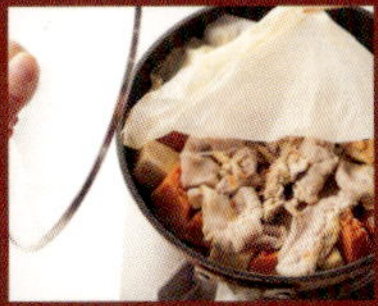

ペーパーをかぶせると
肉がしっとり
火を通すとかたくなりやすいもも肉は、かぼちゃの上にのせ、ペーパーをかぶせることでしっとり煮える。

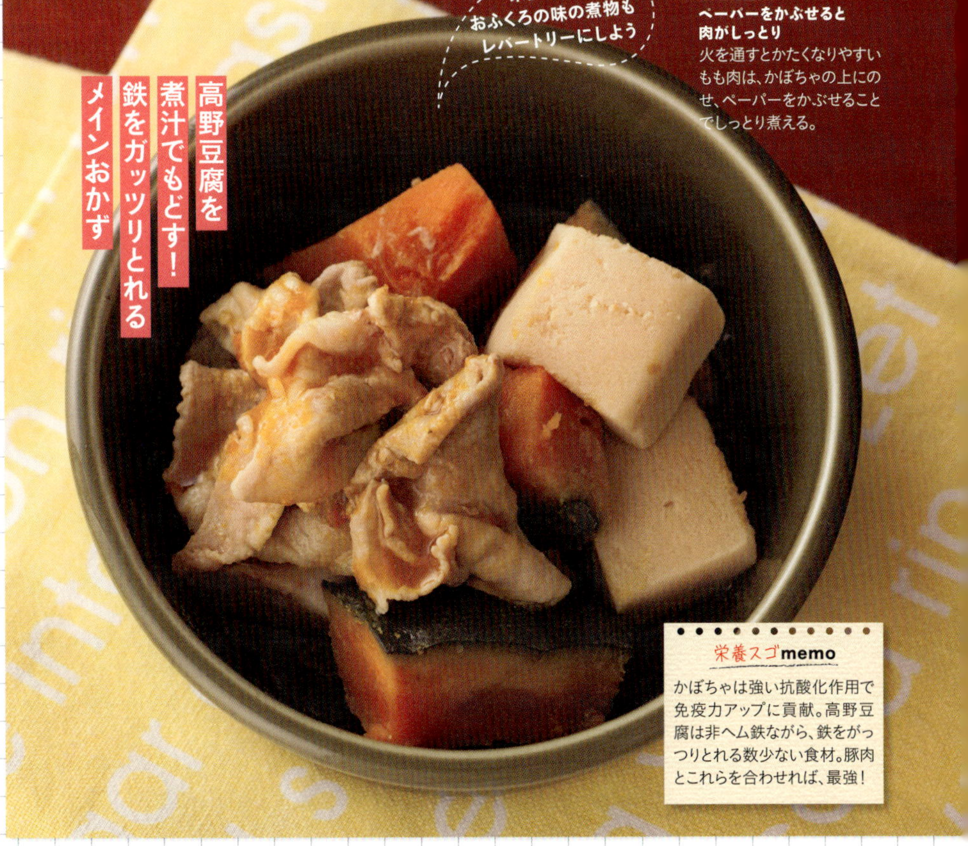

栄養がずっしり！
おふくろの味の煮物も
レパートリーにしよう

高野豆腐を
煮汁でもどす！
鉄をガッツリとれる
メインおかず

栄養スゴmemo
かぼちゃは強い抗酸化作用で免疫力アップに貢献。高野豆腐は非ヘム鉄ながら、鉄をがっつりとれる数少ない食材。豚肉とこれらを合わせれば、最強！

栄養スゴmemo

白菜など水分の多い野菜は、蒸すとかさが減り、量をたくさん食べられます。仕上げの小松菜、たれに入れるごま＆桜えびで、鉄やカルシウムを毎日コツコツ。

豚しゃぶ
ミルフィーユ蒸し

材料（大人2人＋子ども2人分）

豚しゃぶしゃぶ肉…300ｇ
塩…小さじ1
白菜…小4枚（320ｇ）
小松菜…1～2株
酒…大さじ2
A ポン酢しょうゆ…大さじ3
　ごま油…大さじ1
　すり白ごま…大さじ1
　桜えび（手で砕く）…大さじ1

調理時間 15分
1人分 鉄 2.7mg

作り方

1 豚肉は広げて塩を振る。
2 白菜、豚肉の順に交互に重ねて層にし、端から3～4cm幅に切り、切り口が上になるようにフライパンに詰める（煮るとゆるむので、ギュウギュウでよい）。酒を振り、ふたをして中火にかけ、煮立ってから5～6分蒸し煮にする。
3 小松菜は刻み、**2**が蒸し上がったら加え、ふたをして火を通す。まぜ合わせた**A**をかけて食べる。

豚肉と葉野菜をギュウギュウ詰めに小松菜で彩りと鉄をON！

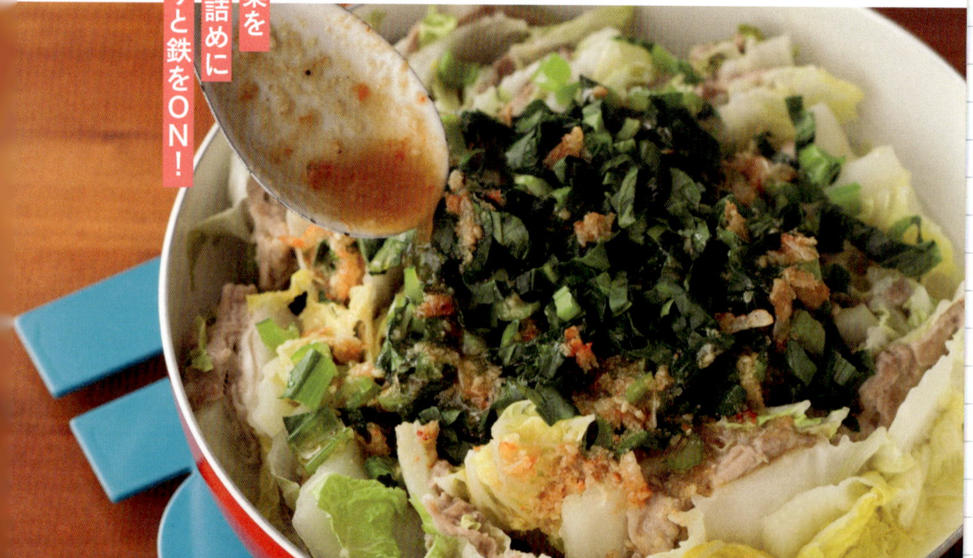
白菜はキャベツでも！
Hotサラダ感覚で
モリモリ食べちゃう

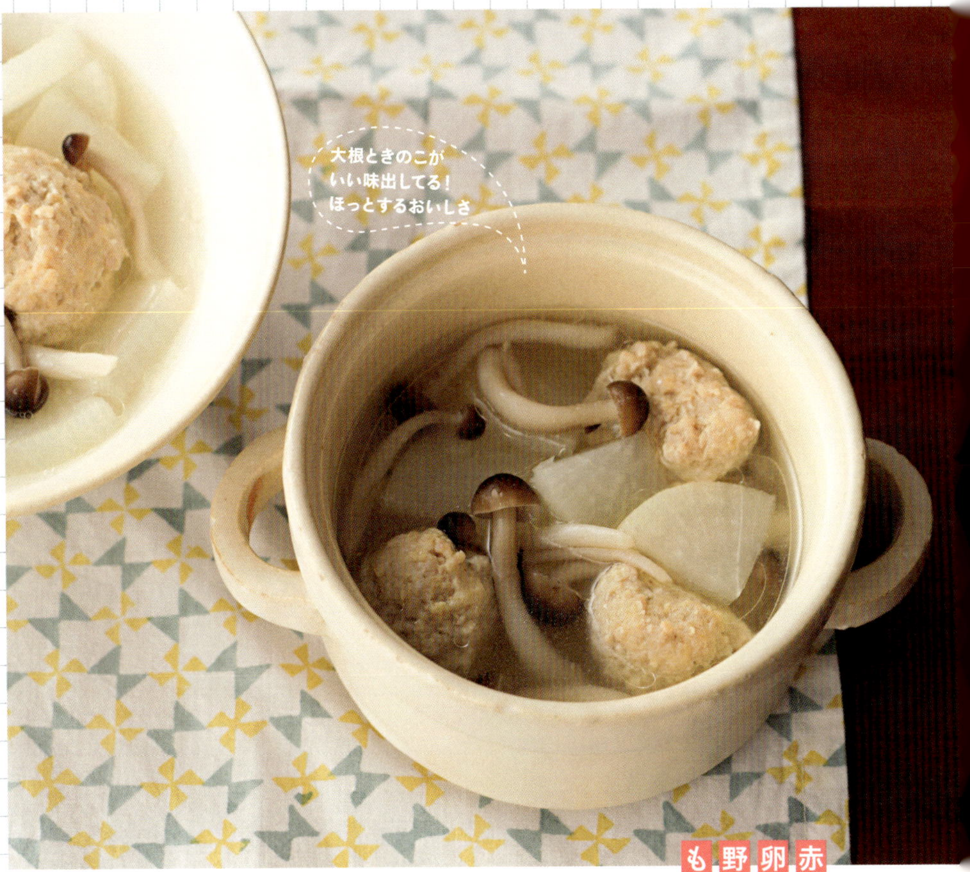
大根ときのこが
いい味出してる！
ほっとするおいしさ

赤身のだんごは
卵を入れるとやわらか！
野菜の在庫整理に
もってこい

豚だんご汁

材料（大人2人＋子ども2人分）

A　豚赤身ひき肉…250g
　　卵…1個
　　かたくり粉、酒…各大さじ1
　　塩…小さじ1

大根…6〜7cm（200g）
しめじ…1/2パック
塩、おろししょうが…各少々

調理時間 15分
1人分 鉄 1.2mg

作り方

1 鍋に水4カップを入れて強火にかける。
2 ボウルにAを入れてまぜ、1が煮立ったら、スプーンですくって落とし入れる。再び煮立ったらアクをとる。
3 大根はいちょう切り、しめじは石づきをとってほぐし、2に加えて5分ほど煮る。塩、おろししょうがを加え、味をととのえる。

栄養スゴmemo

豚ひき肉は脂肪の多い（白っぽい）ものを避け、赤身を選んで。具はいも、にんじん、わかめ、豆腐などなんでも合うので、在庫整理&栄養アップ！

鉄UP↑食材

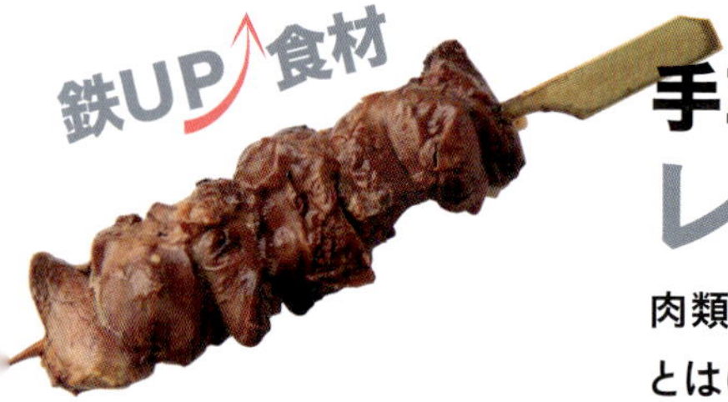

手軽に“ちょい鉄”
レバー串で七変化

肉類の肝臓（レバー）には鉄がとびきり多い！
とはいえ、下ごしらえがめんどうで、使わない!?
そこで便利なのが、焼き鳥のレバー串です。
いつものおかずに“ちょい足し”で鉄強化できます。

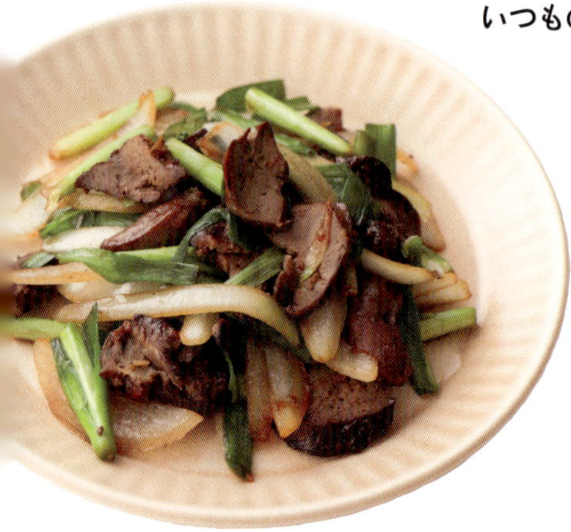

スタミナ満点の一皿をパパッと！

レバにらいため

1人分 鉄 4.1mg

材料と作り方（2人分）

1 **レバー2串分**は薄切りにし、**玉ねぎ1/2個**は1cm厚さに切り、**にら1/3束**は5cm長さに切る。

2 フライパンに**ごま油大さじ1/2**を熱し、**1**をいため、**塩・こしょう各少々**、添付の**焼き鳥のたれ大さじ1（またはしょうゆ・みりん各大さじ1/2）**で調味する。

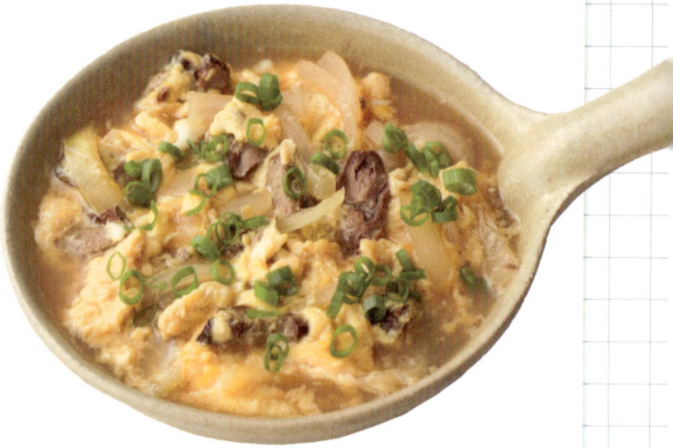

レバーとトマトは好相性

レバトマパスタ

1人分 鉄 5.2mg

材料と作り方（2人分）

1 フライパンに**オリーブ油大さじ1/2**、**おろしにんにく少々**、**玉ねぎの細切り1/2個分**を入れていため、**トマトのざく切り1個分**、ざっくり刻んだ**レバー2串分**を加えて軽く煮て、**塩・こしょう各少々**で調味する。

2 **スパゲッティ160g**をゆで、**1**に加えてからめる。

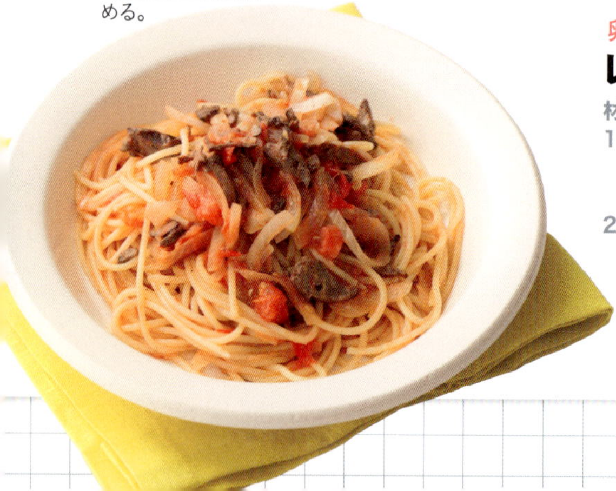

卵たっぷり！ ごはんにのせても

レバーの卵とじ

1人分 鉄 5.4mg

材料と作り方（2人分）

1 **レバー2串分**はあらく刻み、**玉ねぎの細切り1/2個分**、**水1カップ**、**しょうゆ大さじ1.5**とともに鍋に入れて煮る。

2 **卵2個**をときほぐして回し入れ、好みのかたさに火を通す。あれば**万能ねぎ**の小口切りを散らす。

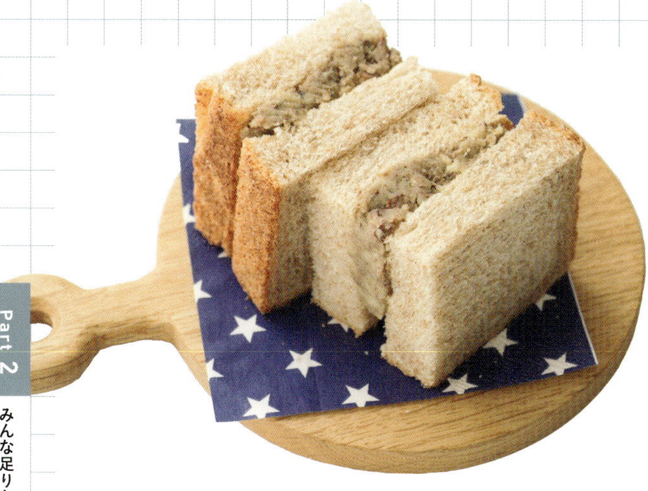

なめらかなパテ風にイメチェン

レバポテサンド

材料と作り方（1人分）

じゃがいも小1個はゆでてつぶし、刻んだ**レバー1串分**、**オリーブ油大さじ1/2**、**塩・こしょう各少々**を加えてまぜる。**全粒粉食パン2枚**ではさみ、食べやすく切る。

1人分 鉄 5.7mg

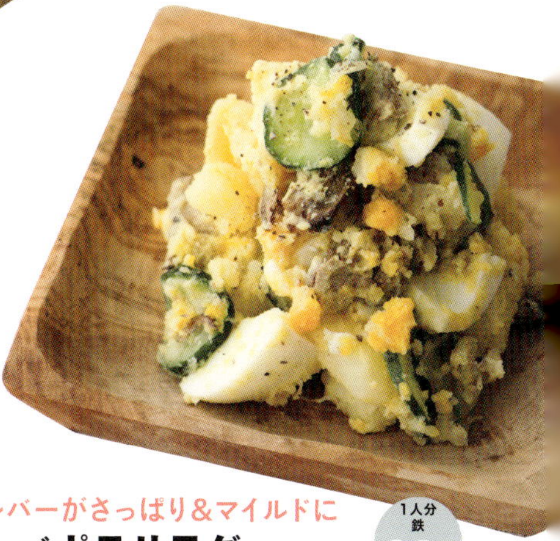

いつもの合いびき肉を鉄強化！

レバー入り肉そぼろ

1人分 鉄 2.9mg

材料と作り方（4人分）

鍋に**合いびき肉250g**、**しょうゆ・酒・砂糖各大さじ2**を合わせていため、そぼろを作る。仕上げに刻んだ**レバー2串分**を加えてまぜる。

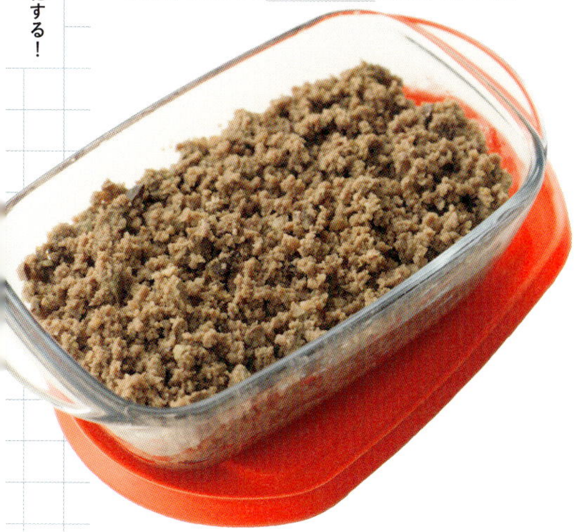

レバーがさっぱり＆マイルドに

レバポテサラダ

1人分 鉄 3.1mg

材料と作り方（2人分）

1 **玉ねぎの薄切り1/8個分**、**きゅうりの小口切り1/2本分**は塩もみしてしぼる。

2 **じゃがいも1個**はゆでてつぶし、**ヨーグルト（無糖）・オリーブ油各大さじ1**、**酢小さじ1**、**塩・こしょう各少々**を加えてまぜ、**1**、**レバー1串分**の薄切り、**ゆで卵1個**を加えてざっくりまぜる。

まぜ込むのでパサつきなし

レバー入りつくね

1人分 鉄 5.2mg

材料と作り方（2人分）

1 **鶏ひき肉250g**、刻んだ**ねぎ1/3本分**、**酒・かたくり粉各大さじ1**、**塩小さじ1**をまぜ、刻んだ**レバー2串分**を加えて粘りが出るまでまぜる。

2 手にごま油をつけて円盤形にととのえ、フライパンで焼く。＊塩の量を減らして添付の焼き鳥のたれで照り焼きにしても。

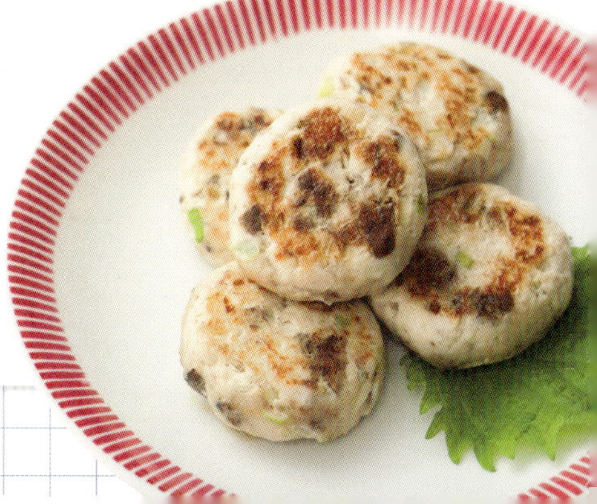

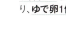

鉄UP↗食材

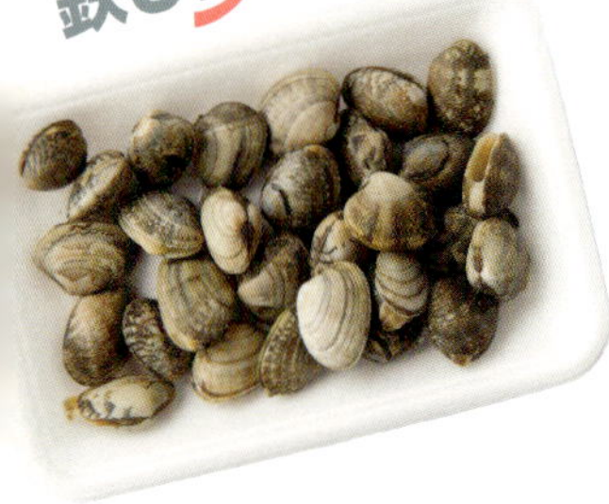

造血成分No.1
あさり

造血成分にも富むから、貧血予防にマストの食材です。火の通りが早く、うまみも出るので、活用しない手はない！ 鉄の吸収率を上げる、ビタミンCが豊富な野菜もてんこ盛りに。

なんであさりがいいの？

- 鉄とビタミンB_{12}に富み、“造血成分”が貧血に力を発揮！
- 同時にカルシウムもたっぷり
- 栄養素＋うまみ成分も豊富

貝とトマトのうまみ極上ソースは鉄&ビタミンCがセットでとれる

欲ばり！ ボンゴレ

材料（大人2人＋子ども2人分）

あさり（殻つき）…200g
スパゲッティ…320g
トマト…1個
玉ねぎ…1/2個
パプリカ（黄）…1個
おろしにんにく…少々
オリーブ油…大さじ1
塩、こしょう…各適量

作り方

1 あさりは海水くらいの塩水に30分以上ひたし、砂出しをする。
2 スパゲッティは塩を加えたたっぷりの湯で、表示時間より1分短めにゆでる（ゆで汁はとっておく）。
3 トマトはざく切りに、玉ねぎ、パプリカはせん切りにする。
4 フライパンにオリーブ油、にんにく、玉ねぎを入れ、中火にかけていため、パプリカを加えてしんなりするまでいためる。
5 トマトとあさりを加え、ふたをして、あさりの口があいたらスパゲッティを合わせる。ゆで汁とこしょうで味をととのえる。

調理時間 15分
1人分 鉄 2.2mg

砂出しの時間は除く

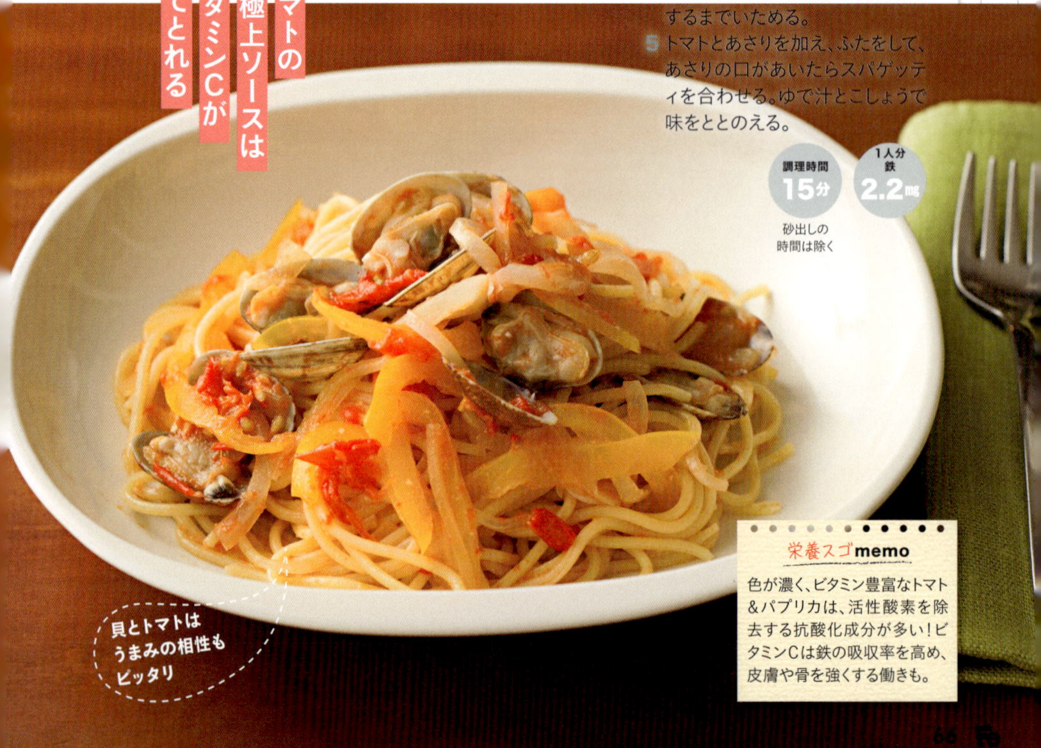

貝とトマトはうまみの相性もピッタリ

栄養スゴmemo

色が濃く、ビタミン豊富なトマト＆パプリカは、活性酸素を除去する抗酸化成分が多い！ビタミンCは鉄の吸収率を高め、皮膚や骨を強くする働きも。

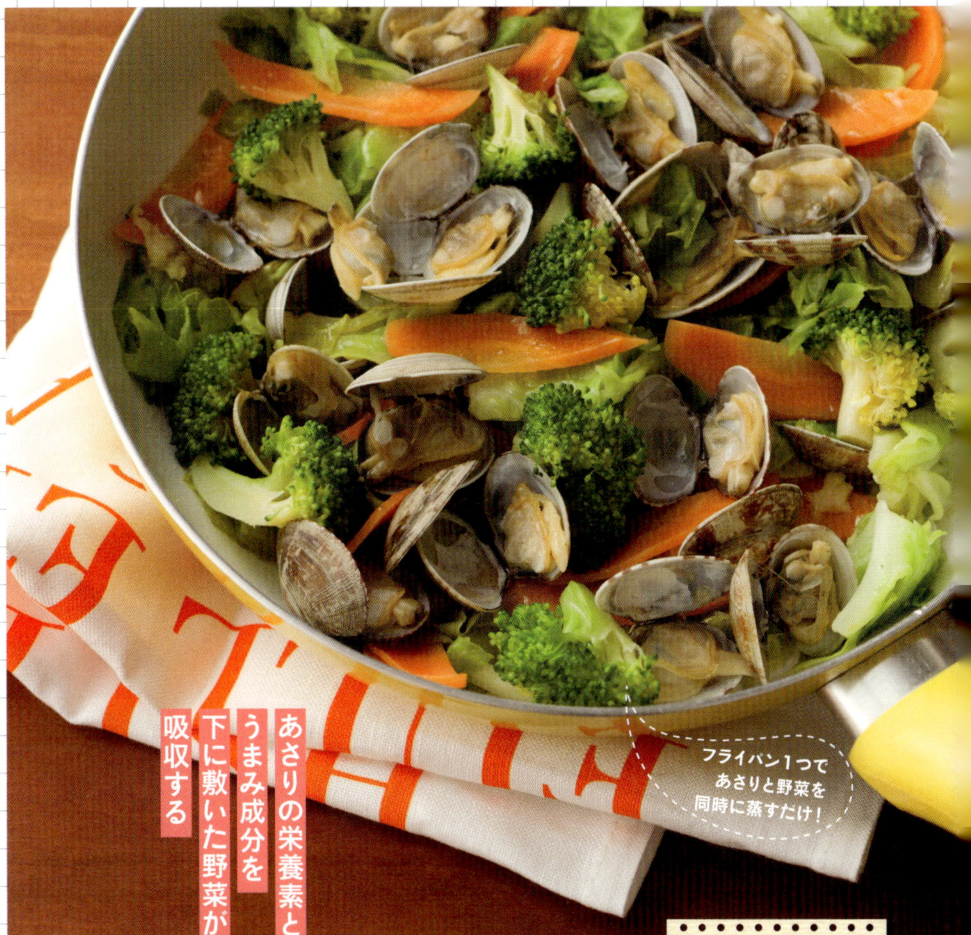

あさりの栄養素と
うまみ成分を
下に敷いた野菜が
吸収する

フライパン1つで
あさりと野菜を
同時に蒸すだけ！

野菜モリモリ！ 酒蒸し

材料 (大人2人＋子ども2人分)

あさり(殻つき)…200g
ブロッコリー
　…大きめの小房5個(80g)
キャベツ…1/6個(200g)
にんじん…1/4本
おろししょうが…少々
酒…大さじ1
ごま油、塩…各適量

調理時間 10分
砂出しの時間は除く

1人分 鉄 1.1mg

作り方

1 あさりは海水くらいの塩水に30分以上ひたし、砂出しをする。
2 ブロッコリーは小房を小さく切り分ける。キャベツはざく切りにし、にんじんは縦半分に切ってから斜め薄切りにする。
3 フライパンに**2**を敷き詰め、しょうがと酒を加え、ふたをして中火にかける。蒸気が出てきたらあさりを加え、あさりの口があいたら、ごま油を回しかけ、塩を振る。

栄養スゴmemo

あさりから出る汁に栄養素が含まれているので、野菜を下に敷いて吸わせるのが効率的！ にんじんなどの根菜も、薄切りにすればさっと火を通せます。

Check!

肉の栄養のキホン

牛肉・豚肉・鶏肉は必須アミノ酸をバランスよく含んだ、たんぱく質の優等生。
種類だけでなく部位によっても特徴が異なるので、よく見極めて選びましょう。

肉の特徴は？

鶏肉

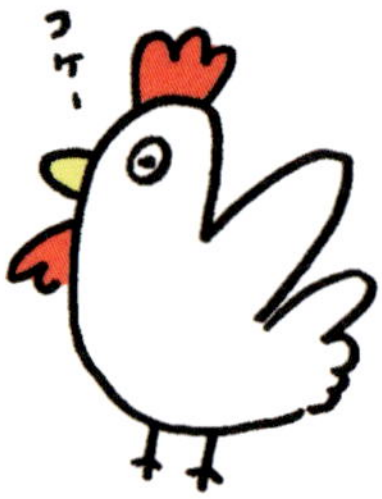

低脂肪で高たんぱく

↓

筋肉づくりに

脂肪が少なく、消化吸収しやすいため、胃腸に負担をかけません。たんぱく質補給の強い味方です。もも肉・胸肉とも皮をはぐことで大幅にカロリーカットできます。

おすすめ栄養成分

たんぱく質

豚肉

ビタミンB_1が豊富

↓

疲れたときに

糖質の代謝を促して疲労回復を助ける、ビタミンB_1の含有量がとても多いのが特徴。もも肉でくらべると、牛肉の10倍も含みます。疲れたときに意識して食べましょう。

おすすめ栄養成分

たんぱく質　ビタミンB_1

牛肉

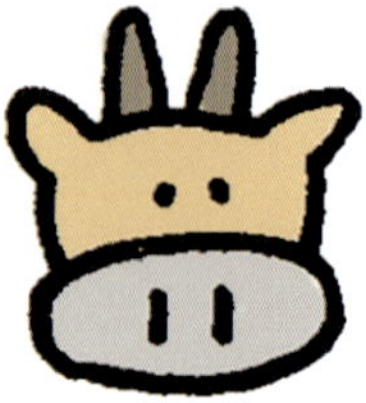

鉄や亜鉛が多い

↓

貧血改善＆体力UPに

赤身の部位が多い牛肉は、肉類の中でいちばん多く鉄を含みます。同時に亜鉛も豊富なので、たんぱく質＋鉄＋亜鉛で貧血を改善し、抵抗力をアップする効果が期待できます。

おすすめ栄養成分

たんぱく質　鉄　亜鉛

脂肪が少ない＝たんぱく質が多い

鶏肉は低脂肪ですが、牛肉や豚肉には脂肪が多いです。
もも肉など脂肪の少ない部位のほうが、たんぱく質量は多くなります。

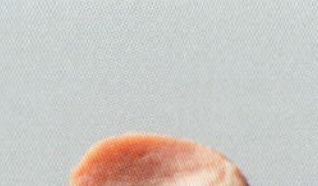

豚ヒレ肉 100g
脂肪1.7g
たんぱく質**22.7g**

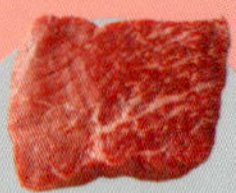

牛もも赤身肉 100g
脂肪10.7g
たんぱく質**20.7g**

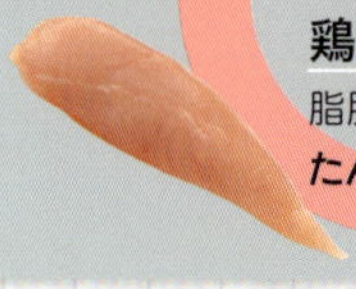

鶏ささ身 100g
脂肪0.8g
たんぱく質**23g**

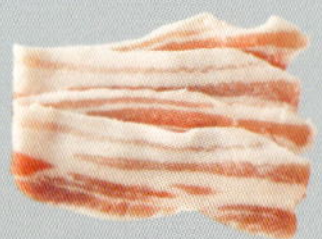

豚バラ肉 100g
脂肪**45.8g**
たんぱく質13.4g

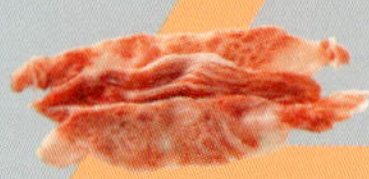

牛バラ肉（和牛） 100g
脂肪**50.0g**
たんぱく質11.0g

出典：日本食品標準成分表2015年版（七訂）

Check! 貝の栄養のキホン

貝類は手軽に補充しやすいたんぱく質。ビタミン・ミネラルも多いうえ、肝臓を元気にするタウリンも含みます。親子ともに不足しがちな栄養素の宝庫！

貝の特徴は？

カキ

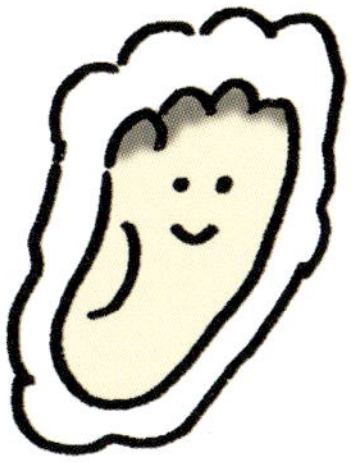

栄養素が豊かな“海のミルク”

↓

感染症予防や免疫力向上に

多種類のビタミン・ミネラルを豊富に含み、亜鉛の含有量が群を抜いています。亜鉛は細胞の新生を促すミネラル。感染症予防や免疫力向上、肌荒れ解消にも欠かせません。

おすすめ栄養成分
たんぱく質 / 亜鉛 / 鉄 / カルシウム / ビタミンB_{12} / タウリン

しじみ

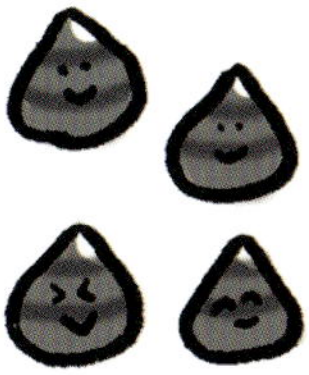

あさり以上の栄養価

↓

造血と肝機能の強化に

100g中に、カルシウムは240mg、鉄は8.3mgも含まれます。ビタミンB_{12}の含有量も魚介類の中でダントツ。タウリン、オルニチンには肝機能を強化する働きがあります。

おすすめ栄養成分
たんぱく質 / 鉄 / カルシウム / ビタミンB_{12} / タウリン

あさり

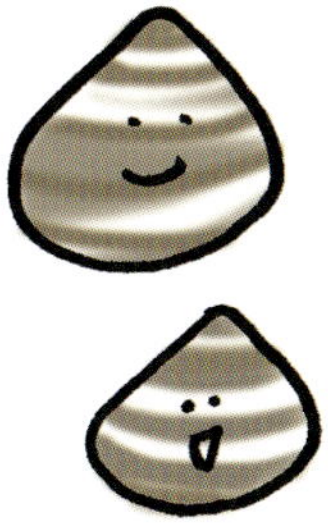

鉄とビタミンB_{12}が豊富

↓

貧血対策に活用したい

最も多くとれる身近な貝であり、鉄やビタミンB_{12}がとても多いので、貧血改善のために頻繁に使ってほしい食材。肝機能を強化してくれるタウリンも豊富です。

おすすめ栄養成分
たんぱく質 / 鉄 / カルシウム / ビタミンB_{12} / タウリン

真空パックや缶詰も使える

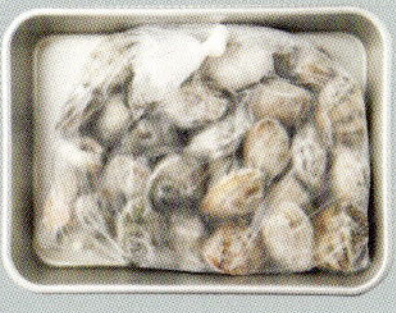

家で冷凍もOK

あさりがたくさん手に入ったら、まとめて砂出しして冷凍してもOK。必ず沸騰した汁に入れて使います。

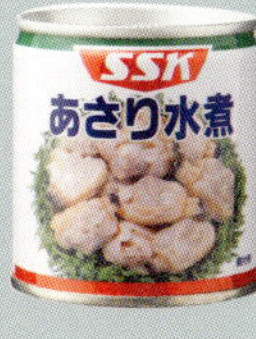

殻なしの缶詰

殻を除いた身と汁が使える状態に。鉄などの栄養成分が凝縮されています。長期保存できるから買いおきを。

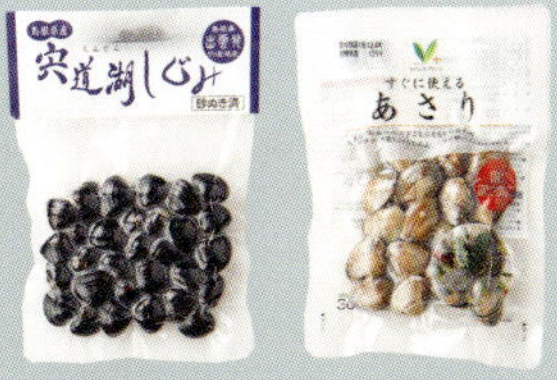

真空パック

「砂出しずみ」でパックされた貝は、沸騰した汁に入れて調理するだけ。みそ汁やスープに使えます。

「最短おかず」に救われる！

そんなときのために、3分、5分で作れる副菜はこちら。

豆腐の水分でわかめをもどす

豆腐わかめ

調理時間 5分

材料（大人2人＋子ども2人分）

絹ごし豆腐…2/3丁（200g）
カットわかめ（乾燥）…4g
いり白ごま、しょうゆ…各適量

作り方

1 ボウルに豆腐とわかめを入れ、まぜてわかめをもどす。
2 器に盛り、ごまを振ってしょうゆをかける。

豆腐と野菜を彩りよく

サラダやっこ

調理時間 5分

材料（大人2人＋子ども2人分）

絹ごし豆腐…2/3丁（200g）
きゅうり…2/3本
トマト…1/2個
粒コーン…大さじ4
A オリーブ油…大さじ1
酢…大さじ1/2
塩、こしょう…各少々

作り方

1 きゅうりは縦4等分に切ってから、5㎜厚さに切る。トマトは1㎝角に切る。
2 ボウルに1、コーン、Aを入れてまぜる。
3 豆腐は適当な大きさに切って器に盛り、2をのせる。

豆腐を食べよう

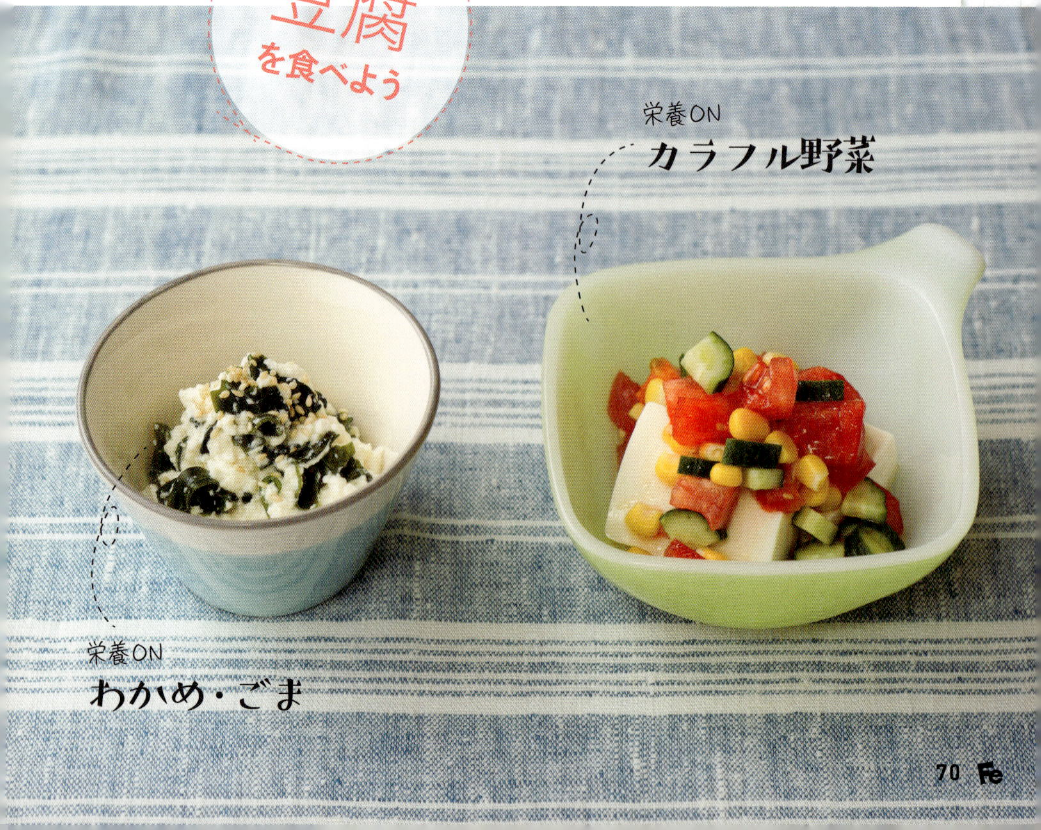
栄養ON
カラフル野菜
栄養ON
わかめ・ごま

あと1品ほしいときも大丈夫！

栄養素をふやすために、時間はないけど“あと1品”ほしい！

市販品2つで究極の手間抜き

めかぶ温玉

調理時間 3分

材料（大人2人＋子ども2人分）

めかぶ（味つけなし）…3パック
温泉卵…4個
めんつゆ…適量

作り方

1 器にめかぶを入れる。
2 温泉卵を割り入れ、めんつゆをかける。

家にある食材で増量して

もずくの甘酢あえ

調理時間 3分

材料（大人2人＋子ども2人分）

もずく（味つき）…3パック
きゅうり…1/3本
トマト…1/2個
ちくわ…1本

作り方

1 きゅうりは輪切り、トマトはざく切り、ちくわは薄切りにする。
2 器にもずくを盛り、1をのせ、まぜながら食べる。

海藻を食べよう

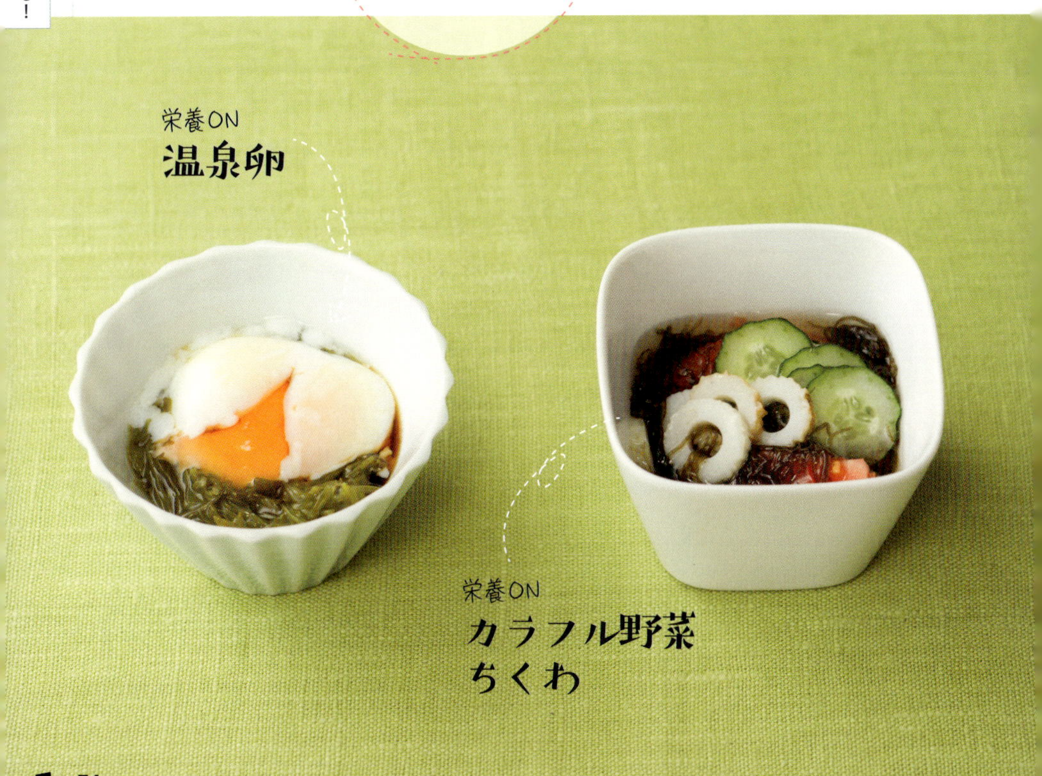
栄養ON
温泉卵
栄養ON
カラフル野菜
ちくわ

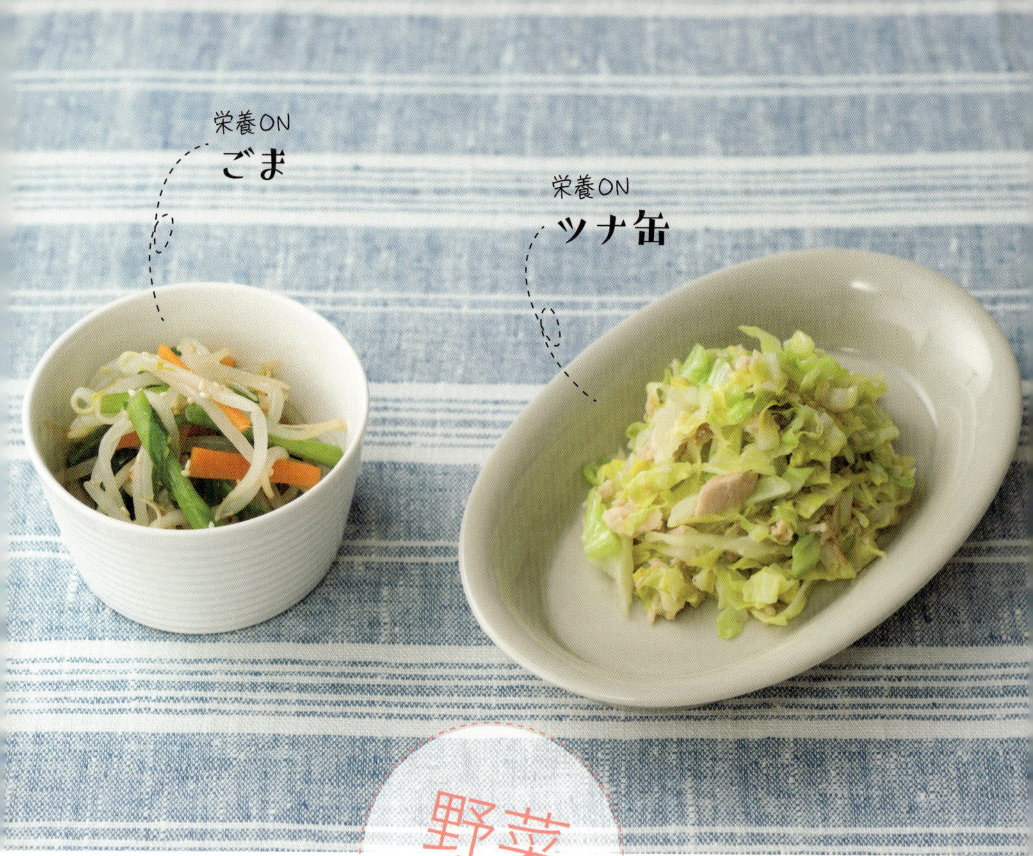

野菜を食べよう

子どもが喜ぶ"甘めのごま酢"で

野菜のごま酢あえ

調理時間 5分

材料（大人2人＋子ども2人分）

もやし…1袋（200g）
にら…1/4束
にんじん…1/3本
A 酢…大さじ2
砂糖…大さじ1
しょうゆ…大さじ1/2
ごま油、いり白ごま…各大さじ1/2

作り方

1 にらは4cm長さに切り、にんじんはせん切りにする。
2 鍋に湯を沸かして、**1**、もやしをさっとゆで、ざるに上げる。
3 ボウルに**A**を合わせ、**2**を加えてあえる。

本当に箸が止まらなくなる

無限キャベツ

調理時間 5分

材料（大人2人＋子ども2人分）

キャベツ…1/6個（200g）
ツナ缶…小1缶（70g）
オリーブ油…少々
塩、こしょう…各少々

作り方

1 キャベツは細切りにする。ツナ缶は軽く汁をきる。
2 フライパンにオリーブ油を熱し、ツナを入れる。キャベツを加えてしんなりするまでいため、塩、こしょうで味をととのえる。

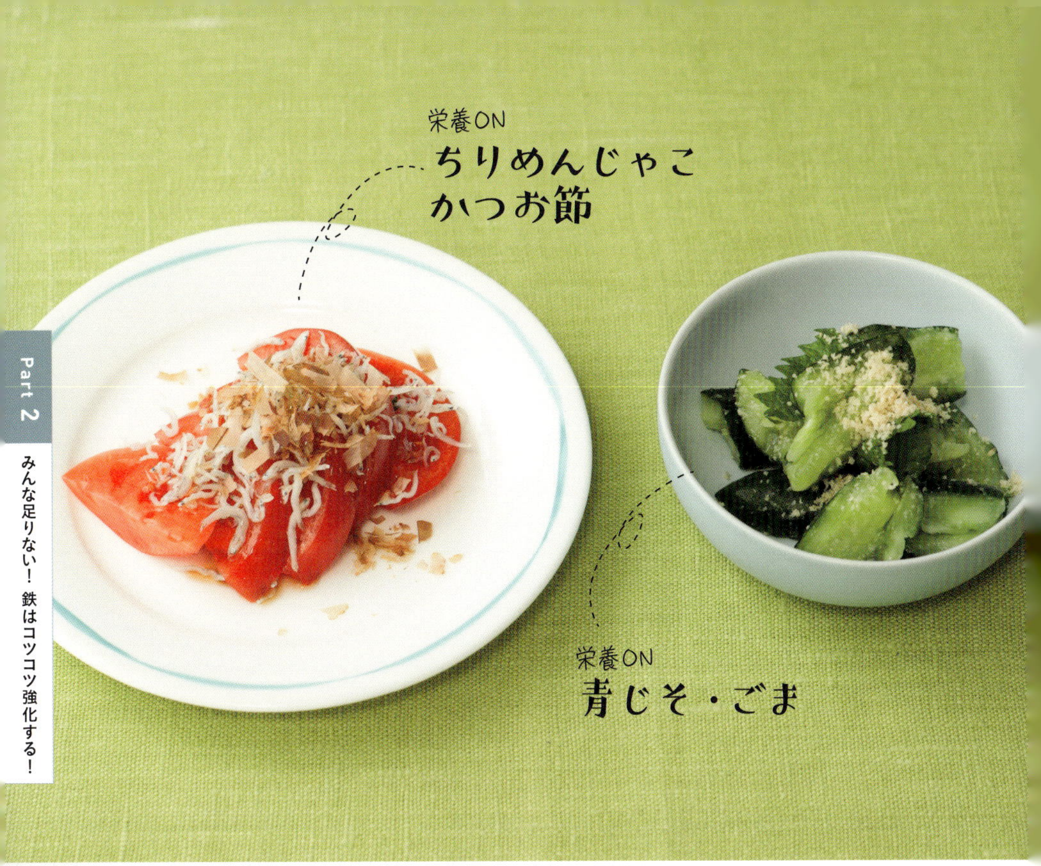
栄養ON
ちりめんじゃこ
かつお節
栄養ON
青じそ・ごま

困ったときの“トマト”頼み

冷やしトマト

調理時間 3分

材料（大人2人＋子ども2人分）
トマト…1個
ちりめんじゃこ…10g
かつお節…適量
ポン酢しょうゆ、ごま油…各少々

作り方

1 トマトは薄い半月切りにし、器に盛る。
2 ちりめんじゃこ、かつお節をのせ、ポン酢しょうゆ、ごま油をかける。

包丁を使わずワイルドに！

たたききゅうり

調理時間 5分

材料（大人2人＋子ども2人分）
きゅうり…2本
塩…ふたつまみ
青じそ…4枚
すり白ごま…大さじ2〜3

作り方

1 きゅうりはめん棒でたたき、手で折って一口大にし、ポリ袋に入れる。水大さじ1と塩を加えてまぜ、水けが出るまでおく。
2 水けをきり、ちぎった青じそとごまをまぶして器に盛る。好みでさらにごまを振る。

子育てがMAX大変な今は、どう手間を省くかが課題！

晩ごはんの「ラクして栄養ON」How to

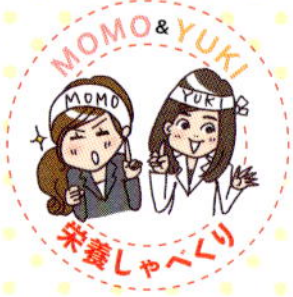

How to 1 便利な調理器具は忙しい母にMust！

MOMO　母親になる前は、時間をかけてもおいしく作りたかったのですが、今は30分以内で作る（笑）。だから、便利な調理器具にお世話になっています。**最近、愛用しているのは「グリルパン」。コンロがふさがっていても魚焼きグリルであと1品作れて、助かる！**

YUKI　私は、圧力なべ。カレー、シチュー、煮物やみそ汁も圧力かけちゃいます。節約にもなり、食材もおいしくなり、便利すぎ！

How to 2 値引きシール品をまとめてGet！

YUKI　特売のシールって大好きです！シールがついていないと、思い切って牛肉は買えないですよね。でも、買わないことには作れないし……。**安いときに2パック買って、1つは冷凍します。**

MOMO　私もついにコストコデビューしました！　食費を上げがちなたんぱく質が安く買えてうれしい。**スーパーでも値引きの刺し身を買って、納豆やオクラ、しらすを足し、「栄養たっぷりお手軽丼」にしてラクすることも。**

How to 3 すぐ使える冷凍品をストック

YUKI　買い物のあとは、冷蔵庫へしまう前に下ごしらえ→冷凍を！　きのこは3種類をミックス冷凍。**冷凍オクラは、水をはった茶わんに入れてレンチンか、さっとゆでてサラダ、納豆あえに使えます。**冷凍フルーツは、ヨーグルトや豆乳とスムージーに。

MOMO　私は主食系。さばみそ煮、魚のハンバーグ、鶏だんごなどは、2倍作って冷凍。忙しい日の救済ごはんに！

YUKI　**豚のみそ漬け、鶏の照り焼きなど、ポリ袋で下味をつけておくだけ**でも、帰宅後に何も考えずにメインが決まりますよ。

How to 4 定番の味でいいから“食材を変える”

YUKI　ふだんのおかずは、食べ慣れた味が多いです。**きんぴらも、れんこん、ピーマンと、ちょっと食材を変えて作れば別物！**

MOMO　いろいろなものを作ろうとがんばるより、定番からの展開でいいんですよね！

YUKI　甘辛味が好きなら、鶏肉を白身魚にしてみる。**ごまあえはいんげん、にんじん、ミニトマト、なんでも“ごまあえシリーズ”。**白ごま、黒ごまでも変化がつきますね。

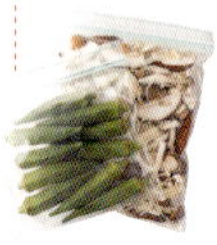

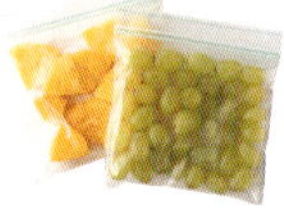

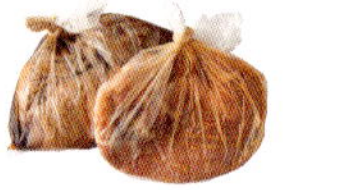

Part 3

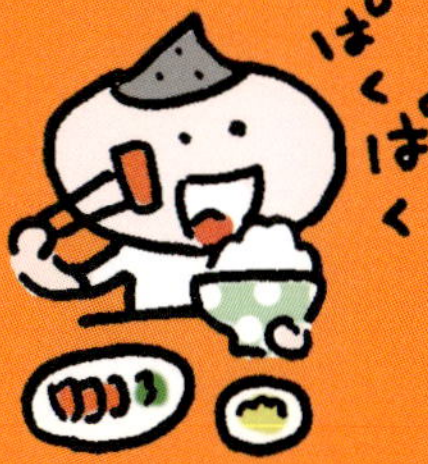

カルシウムで一生モノの強い骨にする！

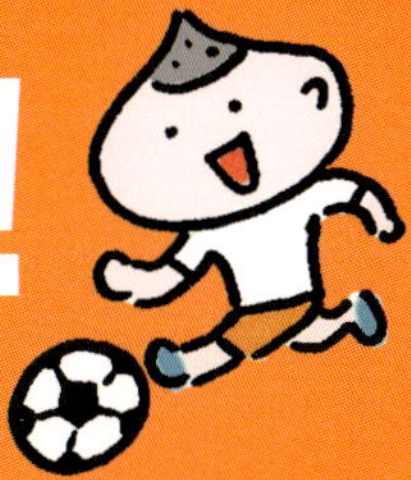

鉄と同じように、不足しているカルシウム。
折れない、骨粗しょう症にならない“一生モノの骨づくり”、
今ならまだ間に合います！

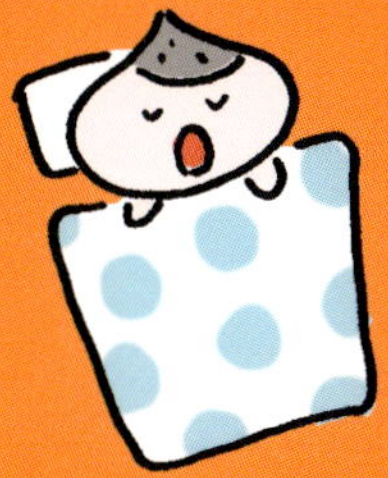

毎日のカルシウムで骨は生まれ変わる

カルシウムを補充して、骨密度を高める

骨の構造は、「コラーゲン（たんぱく質）」という〝鉄筋〟に、「カルシウム」という〝コンクリート〟をくっつけてできた、鉄筋コンクリートに似ています（51ページ）。**骨にカルシウムが詰まっているほど、骨量の多い（骨密度の高い）、強い骨になります。**

骨の細胞内では、古いカルシウムが壊されて、同時に新しいカルシウムが合成されます。骨折しても骨が元どおりに治るのは、骨の細胞が新しい骨をつくってくれるおかげです。

この**〝カルシウム代謝〟によって、骨は毎日、少しずつ生まれ変わっています。そのため、骨密度を高めるには、食材からのカルシウムを毎日とりつづけることが必要！**

ちなみに、カルシウム代謝は、骨にある程度の負荷をかけながら促

骨を強くする3本柱

栄養 ＋ **外遊びや運動** ＋ **睡眠**

子どもたちの骨が弱くなっている要因としては、「食生活の偏り」「外遊びの減少」「睡眠不足」が考えられています。骨を強くするためには、「骨を育む栄養をとる」「適度な運動や日光浴をする」「8時間以上の睡眠をとる」の3つがマスト！

進されるため、たとえば無重力状態では骨粗しょう症患者の10倍ものスピードで骨密度が低下してしまうそうです。

「骨を強くするには運動も大切」といわれるのは、このためです。

リンや甘いもの、お菓子をとりすぎない！

人間が必要とするミネラル（無機質）は十数種類あって、日本人はカルシウム・鉄がプラスに転じたことがなく、みんな赤点。一方、ナトリウムやリンのようにとりすぎが心配されるものもあります。

リンはカルシウムを体外に排出する働きがあるため、とりすぎると骨が弱くなる原因に。**ソーセージやベーコンなどの加工肉や、ねり物に食品添加物として含まれるほか、インスタント食品やファストフードも多いので注意してください。**また、甘い飲み物やお菓子で糖質を過剰にとると、体が糖質を少しでも排出しようとして、尿の量が多くなり、カルシウムも連れ添って出ていってしまいます。そのため、**甘いものの飲みすぎ・食べすぎにも注意しましょう。**

「国民健康・栄養調査」（厚生労働省）によると、日本人のカルシウム摂取量は、ほとんどの世代で不足がつづいています。小・中学生の骨折率も依然としてふえつづけています。

骨を強くし、日々の骨折リスクや将来の骨粗しょう症リスクを減らすため、今のうちにカルシウムで骨密度を高めましょう。

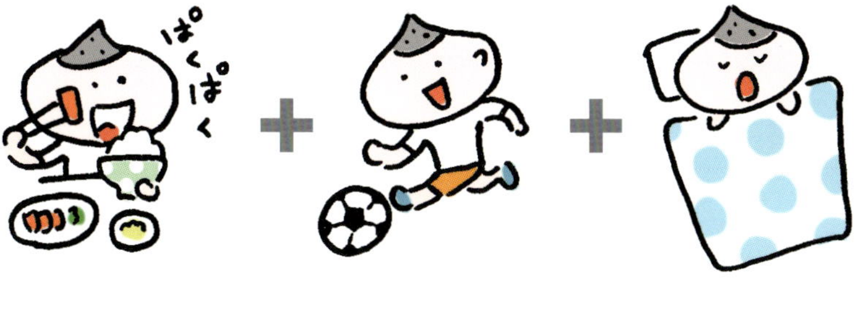

カルシウムといっしょに「骨を育む栄養素」が必要！

骨を育むにはカルシウムだけでは不十分

カルシウムは、骨ごと食べられる小魚、殻ごと食べられる小えびに多く、豆腐などの大豆製品や、青菜のほか、栄養成分が凝縮されている切り干し大根・海藻などの乾物にも多く含まれます。牛乳や乳製品は特にカルシウムが豊富なうえ、小腸での吸収率が高いため、手軽に効率よくとることができます。

睡眠中は成長ホルモンの分泌が著しく、骨をつくるカルシウム代謝も活発になるため、夕食のおかずでカルシウムを補給してもいいですね。ただし、カルシウムだけでは、骨を育むことはできません。

コラーゲンとなるたんぱく質のほか、**カルシウムが骨に沈着するのを助けるビタミンD、カルシウムといっしょに骨を形成しているマグネシウムなどがそろって初めて、骨を強くすることができます。**近年

ビタミンDはサンシャインビタミン

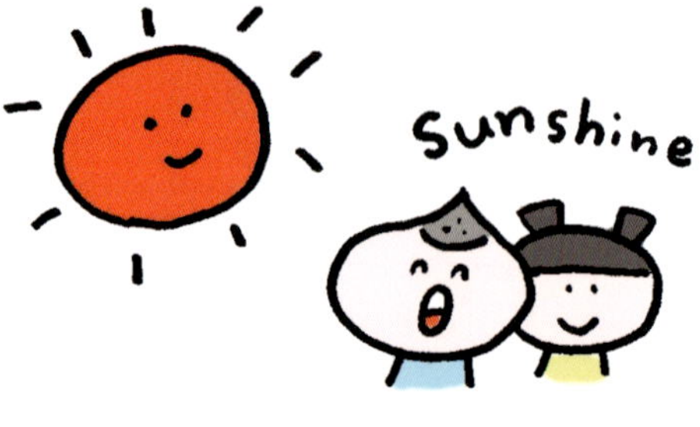

ビタミンDは日光を浴びて皮膚の上でつくられ、「サンシャインビタミン」と呼ばれます。多くの日本人に不足しているので、晴れた日に適度な日光浴をすることをおすすめします。

では、乳幼児のビタミンD欠乏★1も問題に。骨がやわらかくなって足の骨が変形する「くる病」になる子もふえています。**カルシウムとビタミンDをどちらも豊富に含むという点では、「小魚」は成長期に最もおすすめの〝骨を強くする食材〟です。**

身長の約8割は遺伝によって決まるといわれますが、栄養状態や健康も影響します。カルシウム+骨を育む栄養素の連合軍で、骨を育て、身長の伸びをサポートしてあげましょう。

戦後初めて、日本人の身長が縮んだ!?

最近では、「日本人の平均身長が縮んでいる」というニュースが話題になりました。

日本人成人の平均身長は戦後伸びつづけていましたが、1978～79年生まれのピークを境に、★2**1980年生まれ以降は、身長は縮む傾向にあることが報告されています。**

1980年は、日本で出生体重2500g未満の低出生体重児がふえ始めた年。低体重で生まれると、成人になったときの身長が低くなりやすいことは、過去の研究で示されています。

やせているお母さんからは低出生体重児が生まれる可能性が高まるため、**〝やせ願望〟の強い女の子には、将来の妊娠・出産のためにもしっかり食べるように伝えたいですね。**

★1 東京大学の調査（2009～2014）では、1～15才でビタミンD欠乏症と診断された子どもは5年間で3倍も増加している。

★2 国立成育医療研究センター社会医学研究部ライフコース疫学研究室長・森崎菜穂氏らの調査による。300万人を超す身長データを分析して、2018年、米国科学誌「Science（サイエンス）」に論文を発表。

カルシウムUP↑食材

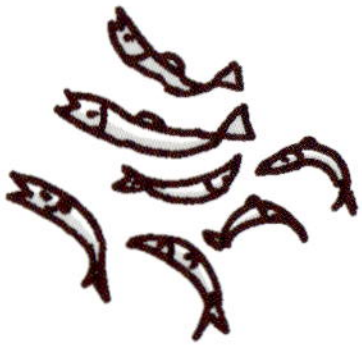

頭も骨も食べられるから最強！ 小魚

小魚（しらす干しなど）は、子どもの貴重なカルシウム源。カルシウムの吸収を助ける“ビタミンD”も豊富だから骨量をふやすのに最適です。欠かさずストックを！

魚介はどれくらいカルシウムがとれる？

1回の目安量でとれるカルシウム

しらす干し	10g	21mg
煮干し	2g	44mg
ししゃも	2尾（50g）	165mg
桜えび（乾燥）	3g	60mg
あさり	30g	20mg

しらす＆チーズのっけサラダ

材料（大人2人＋子ども2人分）

しらす干し…40g
粉チーズ…大さじ1
サニーレタス…小8枚
ミニトマト…6個
オリーブ油…大さじ1

作り方

1 レタスは手でちぎり、ミニトマトは半分に切り、器に盛る。
2 しらす干しをのせ、チーズを振り、オリーブ油を回しかける。まぜながら食べる。

調理時間 5分

1人分カルシウム 96mg

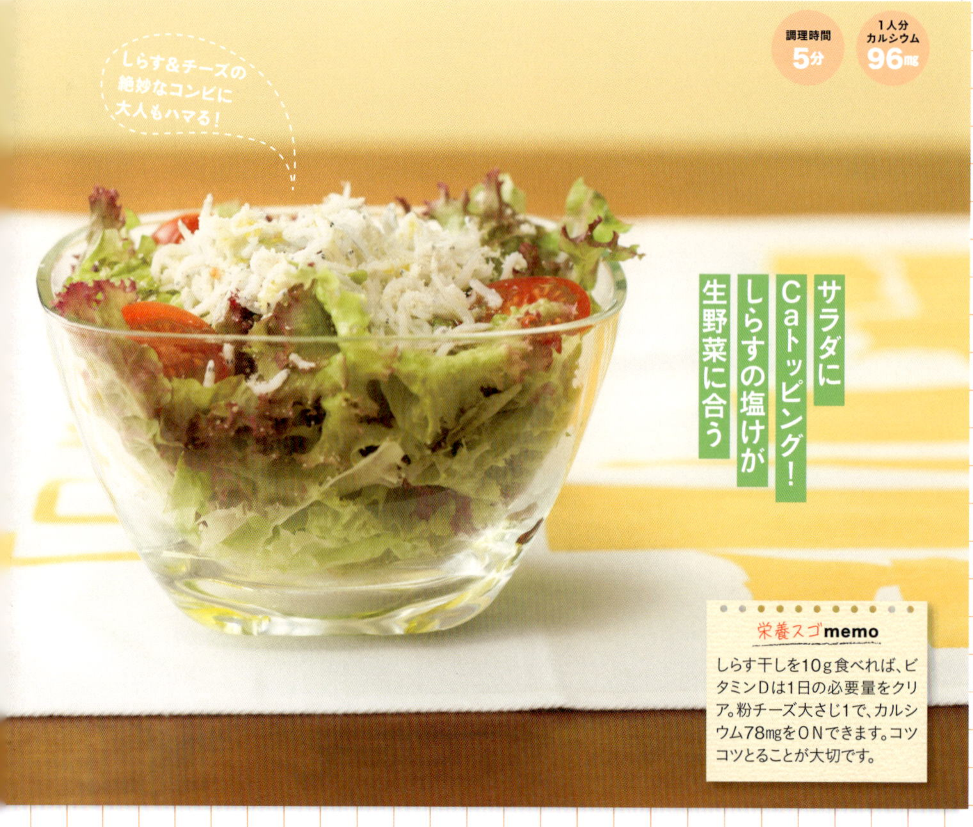
しらす＆チーズの
絶妙なコンビに
大人もハマる！
サラダに
Caトッピング！
しらすの塩けが
生野菜に合う

栄養スゴmemo

しらす干しを10g食べれば、ビタミンDは1日の必要量をクリア。粉チーズ大さじ1で、カルシウム78mgをONできます。コツコツとることが大切です。

子どもが大好きなしらす丼を卵とブロッコリーでアップグレード

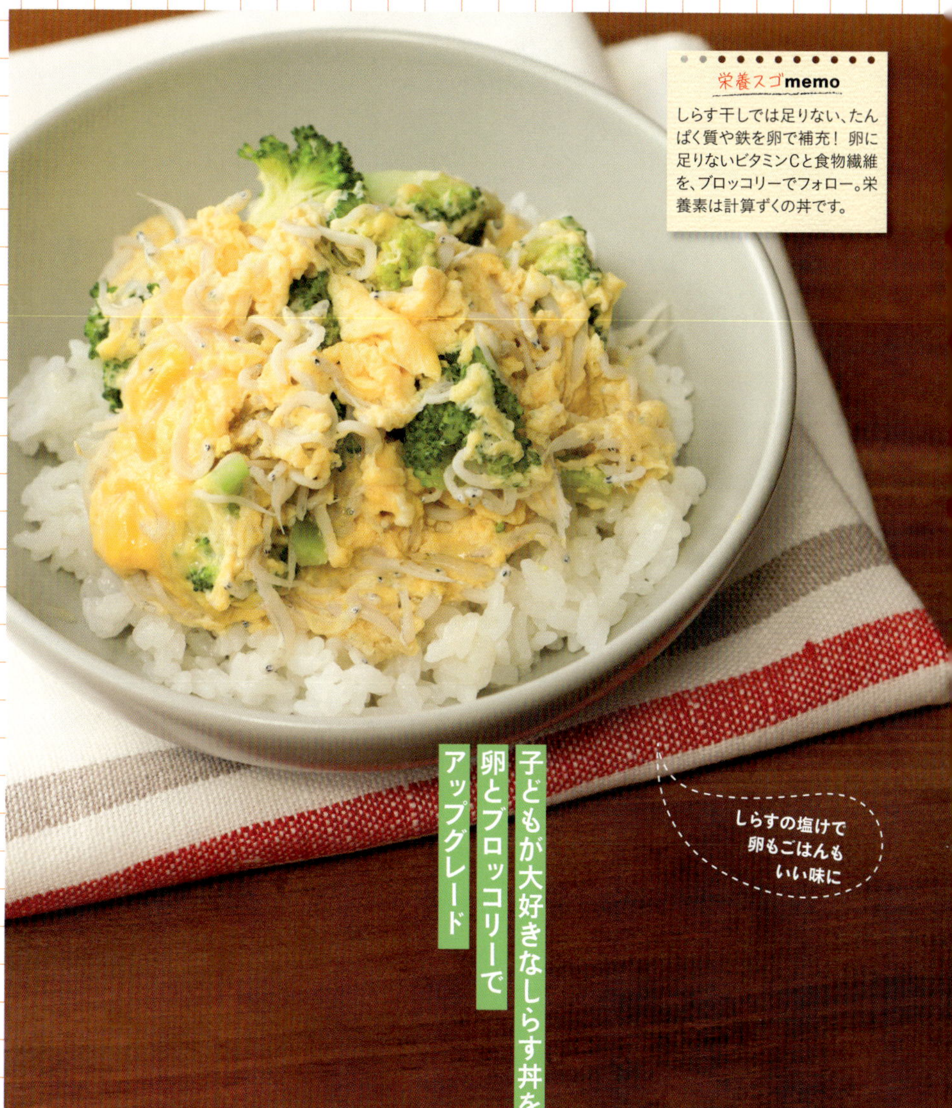

栄養スゴmemo

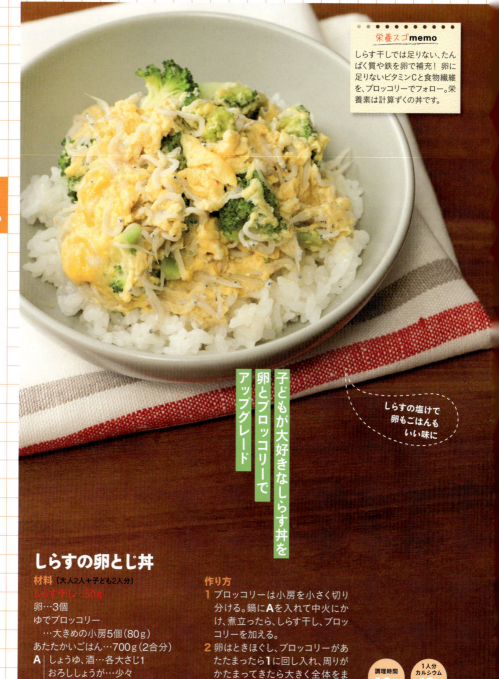

しらす干しでは足りない、たんぱく質や鉄を卵で補充！ 卵に足りないビタミンCと食物繊維を、ブロッコリーでフォロー。栄養素は計算ずくの丼です。

しらすの卵とじ丼

材料（大人2人＋子ども2人分）

しらす干し…50g
卵…3個
ゆでブロッコリー
　…大きめの小房5個（80g）
あたたかいごはん…700g（2合分）
A｜しょうゆ、酒…各大さじ1
　｜おろししょうが…少々
　｜水…1.5カップ

作り方

1 ブロッコリーは小房を小さく切り分ける。鍋に**A**を入れて中火にかけ、煮立ったら、しらす干し、ブロッコリーを加える。
2 卵はときほぐし、ブロッコリーがあたたまったら**1**に回し入れ、周りがかたまってきたら大きく全体をまぜて火を止める。
3 器にごはんを盛り、**2**をのせる。

調理時間 10分

1人分 カルシウム 48mg

カルシウムUP↑食材

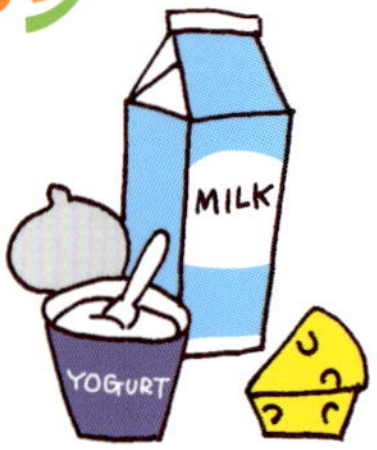
MILK
YOGURT

吸収率の高さはダントツ！ 乳製品

乳製品はカルシウムの吸収率が40％と高く、
手軽に量もとれるのがメリット。
乳糖不耐症などで牛乳が苦手な子には、
乳糖の分解されているヨーグルトがおすすめ！
（カルシウムの吸収率は小魚30%、大豆製品20%）

ポークシチュー

材料（大人2人＋子ども2人分）
牛乳…1カップ
スキムミルク…大さじ3
玉ねぎ…小1個
にんじん…1/2本
じゃがいも…1個
豚こまぎれ肉…250g
塩、こしょう…各適量
かたくり粉…大さじ1

作り方

1 玉ねぎは2㎝角くらいに、にんじんとじゃがいもはいちょう切りにする。
2 豚肉は軽く塩、こしょうを振り、かたくり粉をもみ込み、丸めて一口大に握る。
3 スキムミルクはダマにならないよう、牛乳適量でときのばす。
4 鍋に水2.5カップを入れて中火で沸かし、1を入れ、ふたをして2～3分、野菜がやわらかくなるまで煮る。
5 2を重ならないように入れ、肉に火が通ったら3、残りの牛乳を加え、塩小さじ1で調味する。

栄養スゴmemo

牛乳から脂肪分を除いた“脱脂乳”を粉末にしたスキムミルクは、低脂肪でカルシウムが豊富。スープ、スムージー、カレー、卵焼きなどにサッとプラス!

普通のミルク味だから
栄養マジックに気づかない！
スキムミルクでこっそり〝Ca強化〟

乳製品はどれくらいカルシウムがとれる？

1回の目安量でとれるカルシウム

牛乳	100mℓ	110mg
ヨーグルト（無糖）	100g	120mg
スライスチーズ	1枚（17g）	107mg
スキムミルク	大さじ1（6g）	61mg

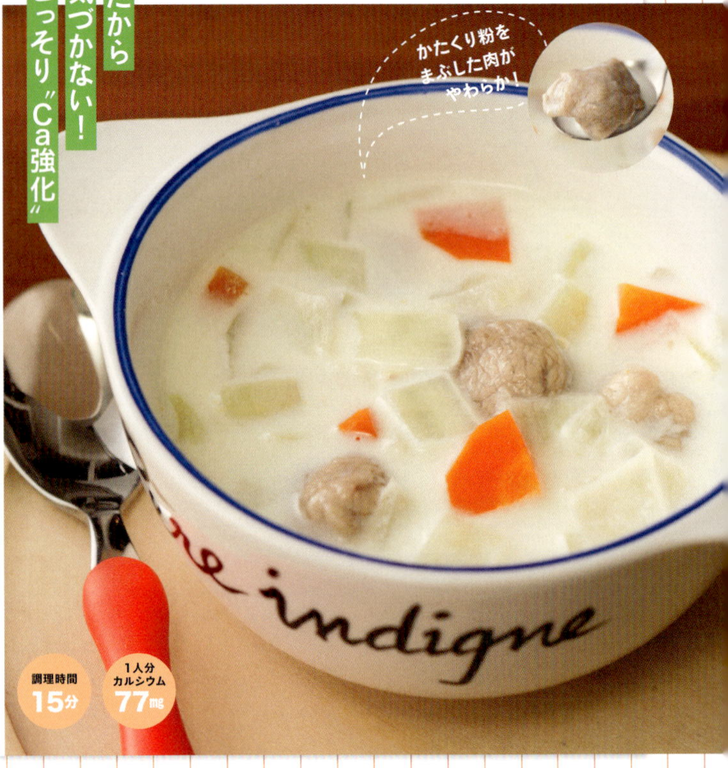
かたくり粉をまぶした肉がやわらか！
indigne
調理時間 15分
1人分カルシウム 77mg

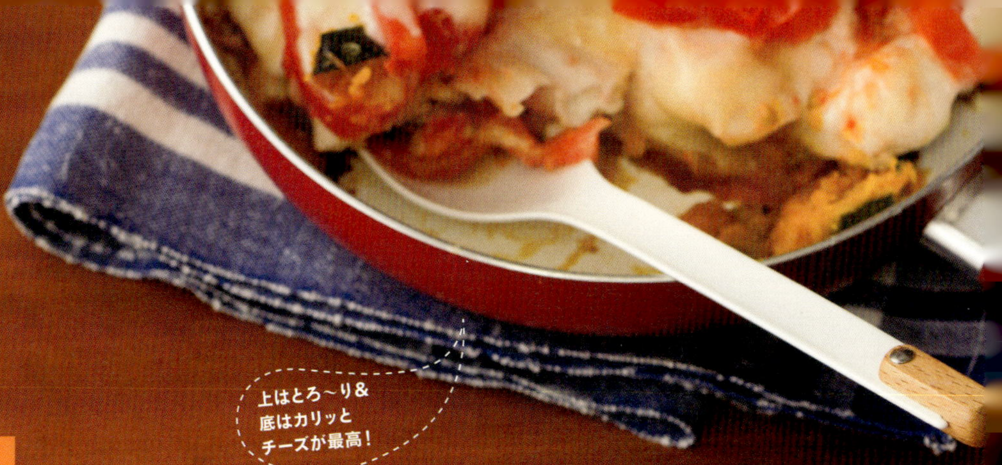

チーズの塩けで
野菜もモリモリ進む!
鶏肉も重ねてメインの一品に

かぼちゃ&トマトと鶏肉のチーズ蒸し

材料（大人2人＋子ども2人分）

ピザ用チーズ…60g
かぼちゃ…250g
トマト…1個
鶏胸肉…1枚（250g）
A 酒…大さじ1
　塩…小さじ1/2
オリーブ油…大さじ1

作り方

1 かぼちゃはラップで包んで電子レンジ（600W）に皮を下にして入れ（p.61参照）、3～4分加熱し、1cm厚さに切る。トマトは半分に切り、1cm厚さに切る。
2 鶏肉は繊維を断ち切るように1cm厚さのそぎ切りにし、**A**をまぶす。
3 フライパンにオリーブ油を入れ、かぼちゃを並べ、鶏肉、トマトの順に重ね、チーズを散らす。
4 中火にかけ、パチパチと音がしてきたらふたをして火を弱め、3～4分蒸し焼きにする。火を止め、そのまま5分蒸らす（鶏肉がパサつかないよう、火を通しすぎない）。

調理時間 15分
1人分 カルシウム 78mg

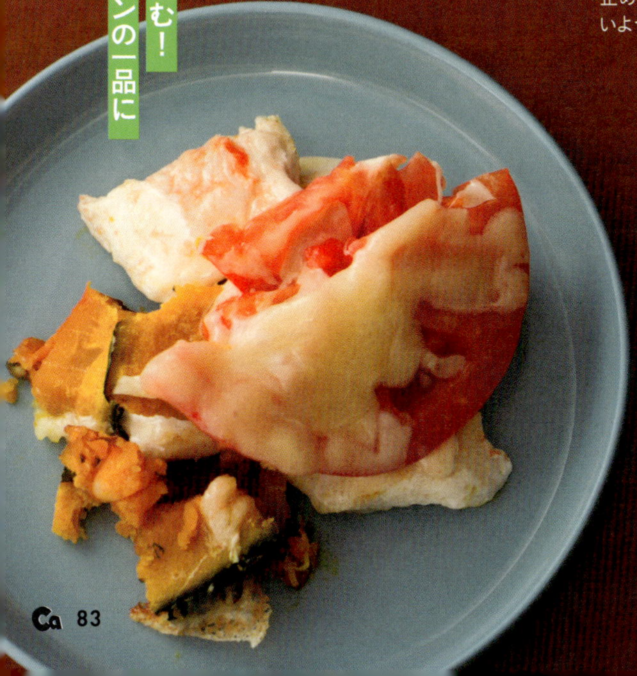

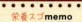

栄養スゴmemo

栄養成分が凝縮したチーズは、牛乳の約5倍のカルシウムをとれます。ただし塩分と脂肪分も多いので量は控え、低脂肪の肉や野菜とセットで食べて。

カルシウム
UP↑食材

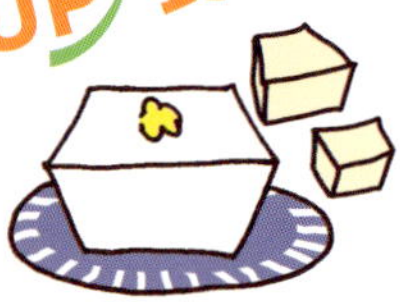

種類を変えて毎日とれる！ 大豆製品

「畑の肉」といわれる大豆製品はカルシウムも豊富。豆腐は冷ややっこ、高野豆腐は煮物、納豆はごはんなど、毎日いろいろなメニューに使えば、カルシウムをコツコツ稼げます。

大豆製品はどれくらいカルシウムがとれる？

1回の目安量でとれるカルシウム

絹ごし豆腐	1/4丁(75g)	32mg
木綿豆腐	1/4丁(75g)	90mg
高野豆腐	1個(15g)	99mg
納豆	1パック(45g)	40mg
豆乳(無調整)	100mℓ	15mg
きな粉	大さじ1(7g)	18mg

豆腐とチーズのカルシウムコラボ！ホワイトソースよりもやさしい味わい

栄養スゴmemo

バター・牛乳・小麦粉のホワイトソースよりも脂肪分をオフし、豆腐&豆乳で大豆の栄養をふやしました。「洋食がいい！」の希望にこたえながらヘルシーな一品に。

豆腐ドリア

材料（大人2人＋子ども2人分）

絹ごし豆腐…2/3丁(200g)
オリーブ油…大さじ1
A 豆乳…1/4カップ
　塩、こしょう…各少々
ピザ用チーズ…40g
玉ねぎ…1/2個
粒コーン…100g
ベーコン…4枚
あたたかいごはん…700g(2合分)
しょうゆ…小さじ1
塩、こしょう…各適量

作り方

1 ボウルに豆腐、オリーブ油を入れ、泡立て器でこまかくほぐす。Aを加え、なめらかにまぜる。
2 玉ねぎはみじん切り、ベーコンは細切りにしてフライパンに入れ、コーンも加え、中火にかける。玉ねぎがしんなりしたら、しょうゆ、塩、こしょうで濃いめに調味し、ごはんに加えてまぜ、耐熱容器に敷く。
3 1をかけ、チーズを散らし、オーブントースターで焼き色がつくまで焼く。

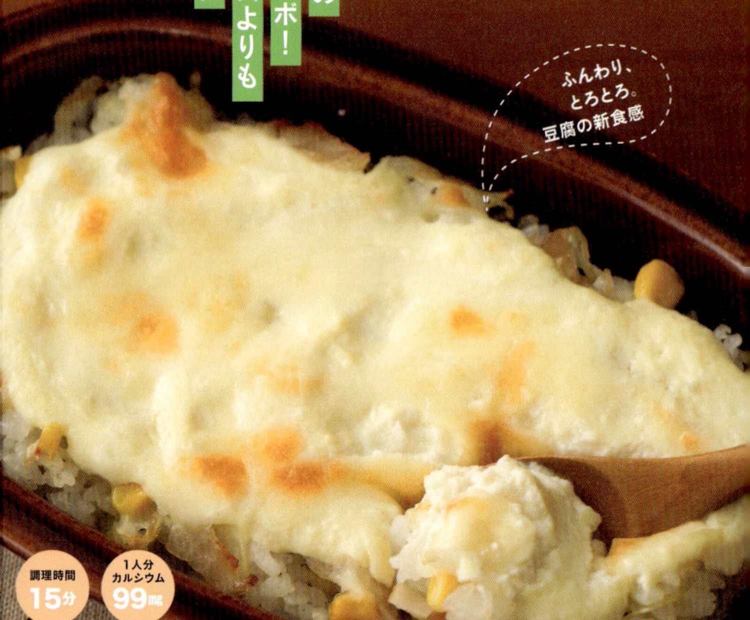
ふんわり、
とろとろ。
豆腐の新食感

調理時間 15分

1人分カルシウム 99mg

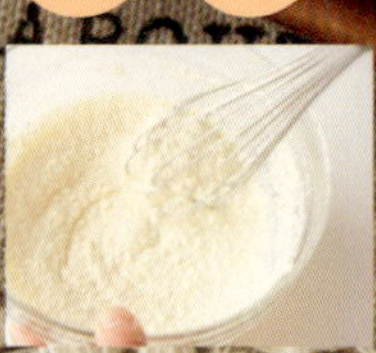

豆腐をぐるぐるまぜてクリーム状に
油をまぜてから、豆乳を加えて粒がなくなるまでぐるぐるまぜて。

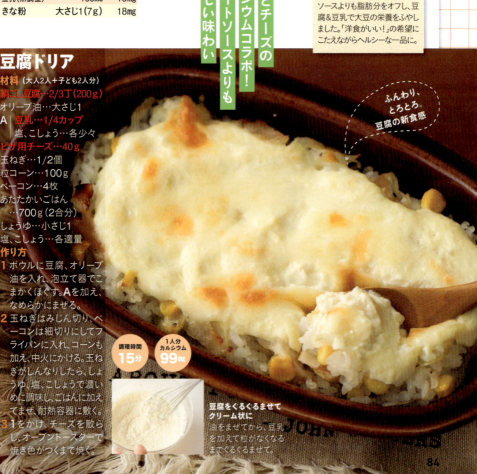

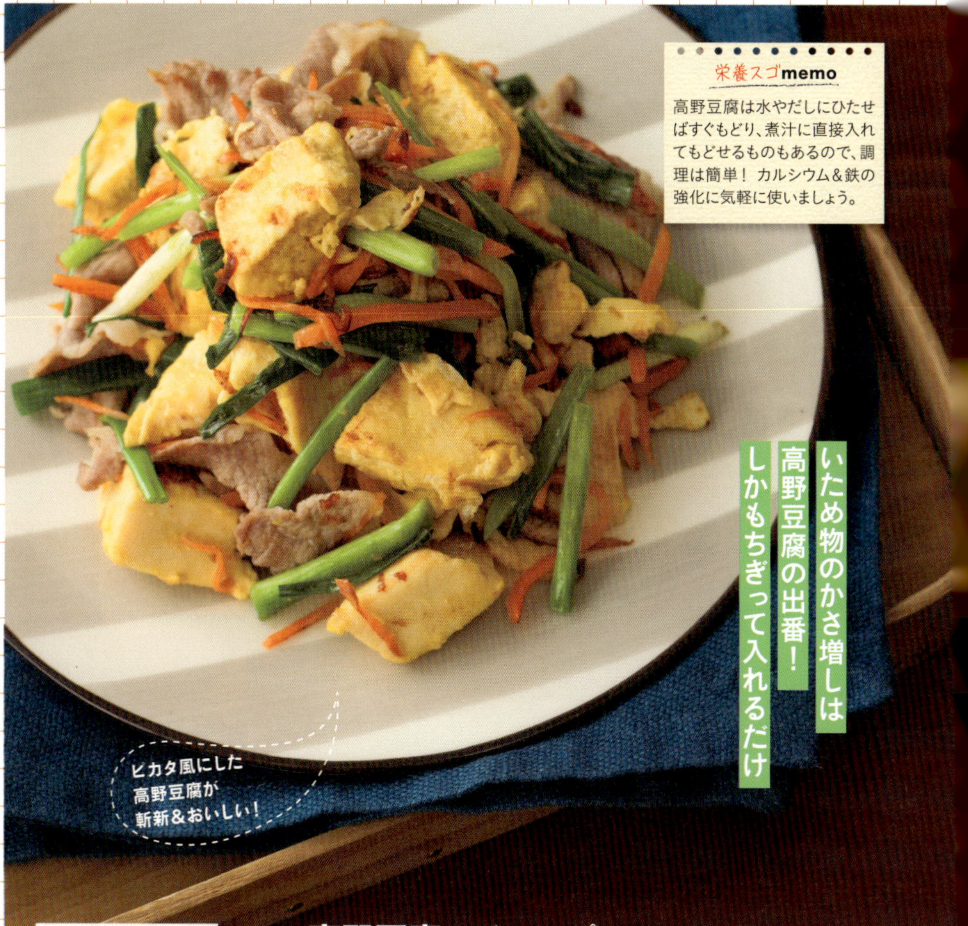

いため物のかさ増しは 高野豆腐の出番! しかもちぎって入れるだけ

ピカタ風にした
高野豆腐が
斬新&おいしい!

栄養スゴmemo
高野豆腐は水やだしにひたせばすぐもどり、煮汁に直接入れてもどせるものもあるので、調理は簡単! カルシウム&鉄の強化に気軽に使いましょう。

高野豆腐のチャンプルー

材料（大人2人+子ども2人分）
- 高野豆腐（煮汁でもどすタイプ）…2個
- A だし…120mℓ
- A 塩…ひとつまみ
- とき卵…2個分
- にんじん…1/2本
- 万能ねぎ…1/2束
- 豚こまぎれ肉…150g
- かつお節…ふたつまみ
- 塩、こしょう…各適量
- ごま油…大さじ2

作り方
1. にんじんはせん切りにし、万能ねぎは5cm長さに切る。豚肉は大きければ一口大に切り、塩、こしょうを振る。
2. ボウルにAを合わせ、高野豆腐をひたす。やわらかくなったら、手で一口大にちぎり、とき卵を加えてからめる。
3. フライパンにごま油大さじ1を熱し、にんじんをいためる。しんなりしたらフライパンの端に寄せ、豚肉をいためる。肉に火が通ったら同様に端に寄せ、残りのごま油を足し、2を卵液ごと加え、卵に火が通るまで上下を返しながらいためる。
4. 万能ねぎ、かつお節を加え、塩で味をととのえる。

調理時間 15分
1人分 カルシウム 87mg

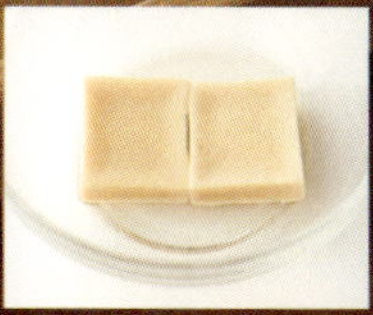

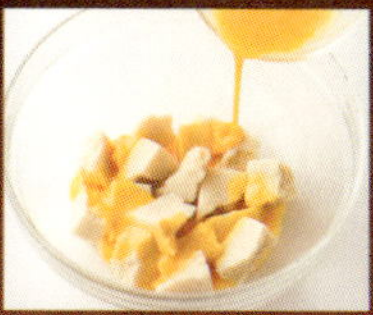

だしでもどして卵をからめる
高野豆腐は水ではなく、だしでもどすといい味に! とき卵をからめるとコクが出て、食べごたえもアップ。

カルシウム
UP↑食材

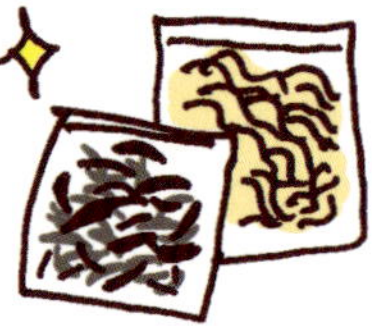

乾物はどれくらい カルシウムがとれる？

1回の目安量でとれるカルシウム

切り干し大根	5g	27mg
ひじき（乾燥）	3g	42mg
わかめ（乾燥）	3g	23mg
のり	（全形）1/2枚	4mg
青のり	小さじ1/2	7mg
ごま	小さじ1/2	18mg

常備していつでも 使える！乾物

乾物は長期保存できて、カルシウム、鉄、マグネシウムなどが抜群に多い、とってもありがたい存在！
煮物や汁物、サラダに使ったり、ハンバーグや炊き込みごはんにもまぜ込めます。

もどさないから
栄養&うまみは100%！
〝煮干し〟を使えば最強に

栄養スゴmemo

生の大根よりもカルシウムや鉄、カリウムなどが飛躍的に多くなる切り干し大根。特筆すべきは、うまみ！しょうゆは少しでもおいしく、減塩にもなります。

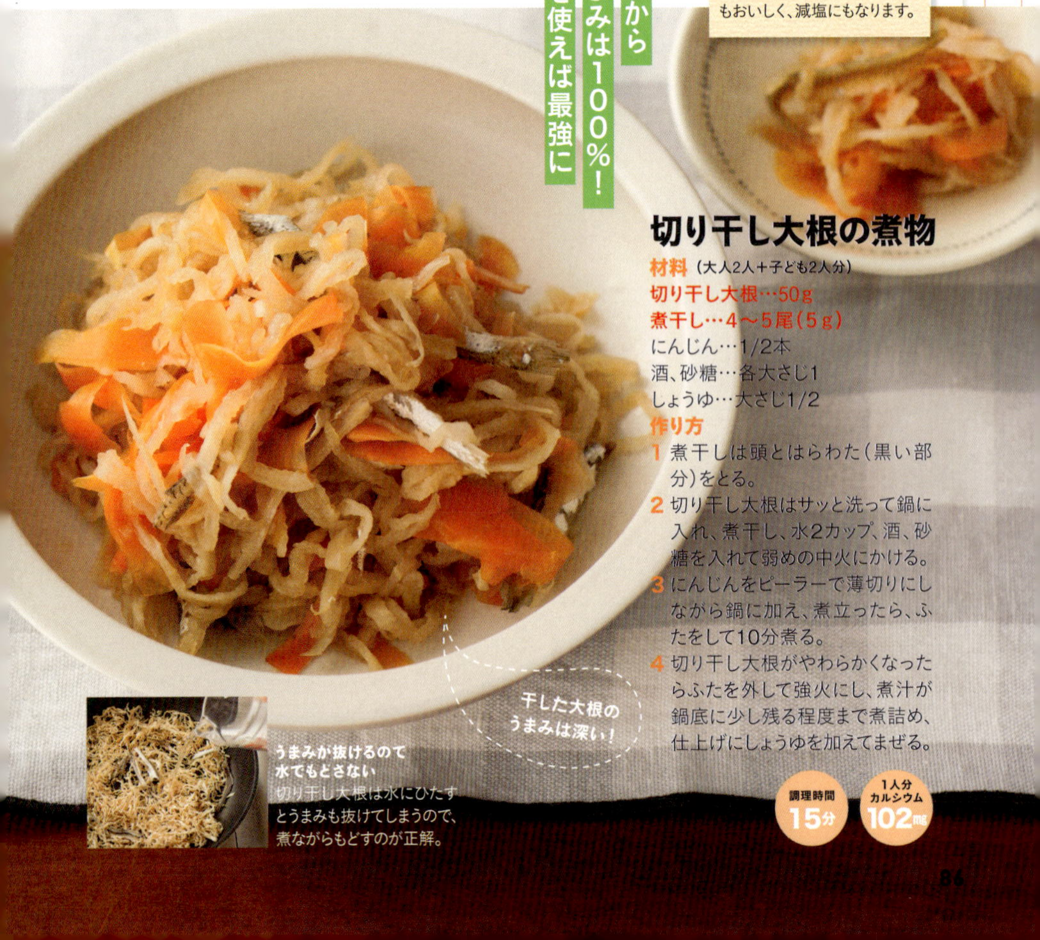

切り干し大根の煮物

材料（大人2人＋子ども2人分）

切り干し大根…50g
煮干し…4〜5尾（5g）
にんじん…1/2本
酒、砂糖…各大さじ1
しょうゆ…大さじ1/2

作り方

1 煮干しは頭とはらわた（黒い部分）をとる。
2 切り干し大根はサッと洗って鍋に入れ、煮干し、水2カップ、酒、砂糖を入れて弱めの中火にかける。
3 にんじんをピーラーで薄切りにしながら鍋に加え、煮立ったら、ふたをして10分煮る。
4 切り干し大根がやわらかくなったらふたを外して強火にし、煮汁が鍋底に少し残る程度まで煮詰め、仕上げにしょうゆを加えてまぜる。

干した大根のうまみは深い！

うまみが抜けるので 水でもどさない

切り干し大根は水にひたすとうまみも抜けてしまうので、煮ながらもどすのが正解。

調理時間 15分

1人分カルシウム 102mg

ひじき入りでも子ども好みの味！ハンバーグを栄養強化

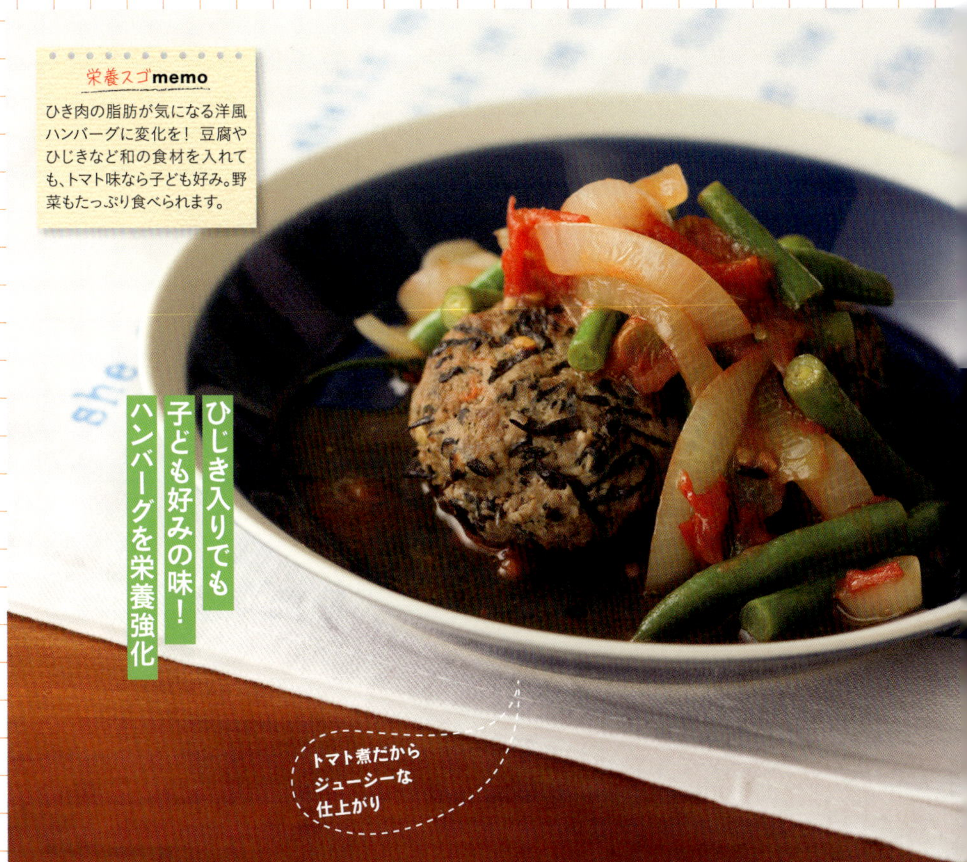

栄養スゴmemo

ひき肉の脂肪が気になる洋風ハンバーグに変化を！ 豆腐やひじきなど和の食材を入れても、トマト味なら子ども好み。野菜もたっぷり食べられます。

トマト煮だから
ジューシーな
仕上がり

ひじき豆腐ハンバーグ

材料（大人2人＋子ども2人分）

芽ひじき（乾燥）…大さじ2（6g）

A
- 合いびき肉…250g
- 絹ごし豆腐…1/2丁（150g）
- おろししょうが…小さじ1
- 塩…小さじ1/2
- こしょう…少々

玉ねぎ…1/2個
さやいんげん…10本
トマト…1個
中濃ソース…大さじ1
塩、こしょう…各適量

作り方

1. ひじきはたっぷりの水でもどし、ざるに上げる。
2. 玉ねぎは繊維に直角に5㎜幅に切り、いんげんは3cm長さに、トマトは1cm角に切る。
3. **A**と**1**を合わせ、よくねりまぜる。
4. 手に油（分量外）を多めにつけ、**3**を8等分して小判形にととのえる。フライパンに並べて中心をくぼませ、中火にかける。
5. 焼き色がついたら返し、すき間に玉ねぎといんげんを加えて焼く。トマト、ソースを加え、ふたをして5分焼く。
6. ハンバーグと野菜を器に盛り、残った汁をとろみが出るまで軽く煮詰め、塩、こしょうで味をととのえてかける。

調理時間 15分
1人分カルシウム 78mg

切り干し大根と魚介の炊き込みパエリア

材料（大人2人＋子ども2人分）

切り干し大根…20g
米…360㎖（2合）
玉ねぎ…1/4個（50g）
シーフードミックス（冷凍）…120g
A オリーブ油…大さじ1
　しょうゆ、おろしにんにく
　　…各小さじ1
　カレー粉、塩…各小さじ1/2
ゆでアスパラガス、ミニトマト
　…各適量

調理時間 10分
1人分 カルシウム 56mg

炊く時間は除く

作り方

1 米は洗ってざるに上げる。玉ねぎはあらみじんに切る。
2 炊飯器に米、玉ねぎ、シーフードミックスを入れ、切り干し大根をキッチンばさみでこまかく切りながら加える。
3 Aを加え、油が全体に回るようにまぜ、水2カップを加えて普通に炊く。
4 炊き上がったら、ざっくりまぜて器に盛り、アスパラガスと半分に切ったミニトマトを飾る。

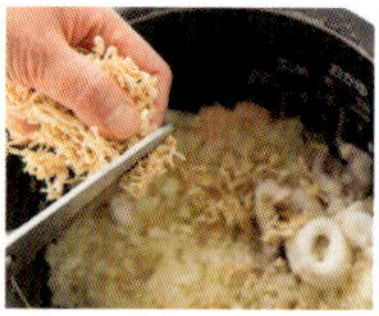

はさみで刻んでじかに入れる
こまかく刻んだほうが大根の存在感がなくなり、うまみがじゅうぶん出る。

刻んだ切り干し大根入り!?
乾物の栄養をしっかりまぜ込める

栄養スゴmemo
玉ねぎのみじん切りを入れる感覚で、切り干し大根を刻んで入れてみて。子どもは気づかず、栄養強化できます！ うまみを補えるから、コンソメも不要に。

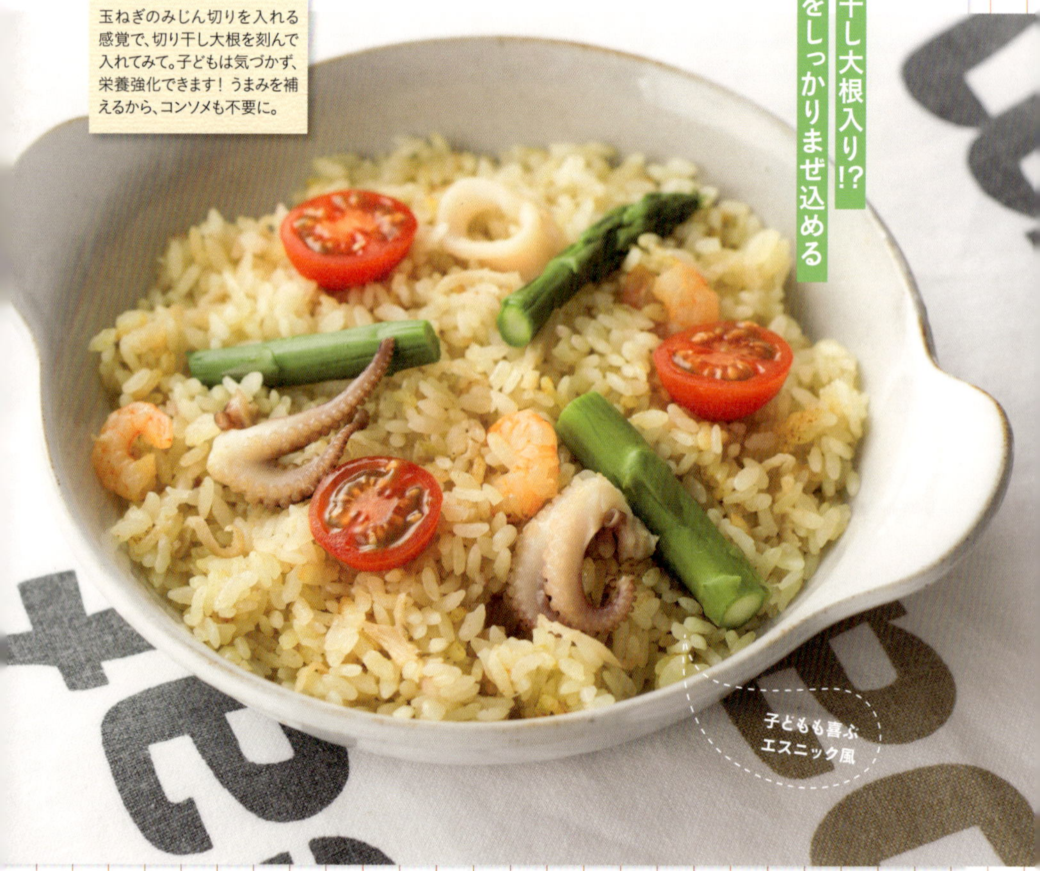

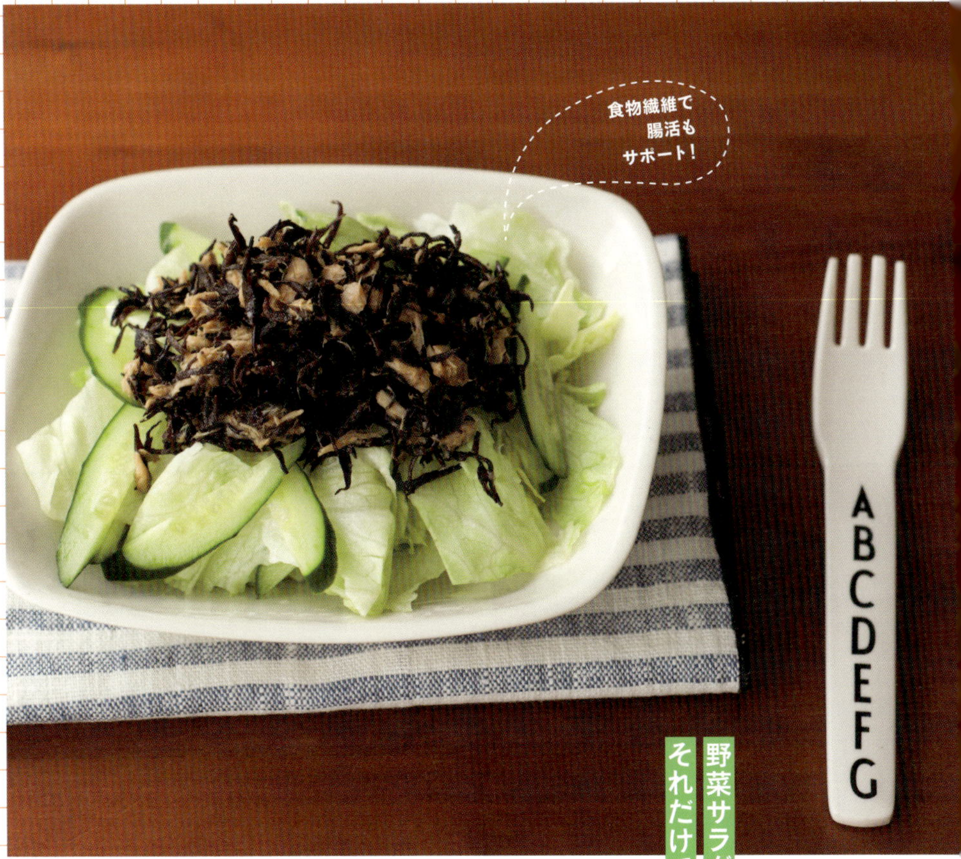

野菜サラダに〝海藻〟も使う!
それだけでミネラル豊かに

ひじきツナサラダ

材料（大人2人＋子ども2人分）

芽ひじき（乾燥）…大さじ3（9g）
ツナ缶…小1缶（70g）
レタス…小1個
きゅうり…小1本
A｜酢…大さじ1
｜オリーブ油…大さじ2
｜塩、こしょう…各適量

作り方

1 ひじきはたっぷりの水でもどし、ざるに上げる。ボウルにひじき、ツナの汁をきって加え、Aを合わせてまぜる。
2 レタスは手で一口大にちぎり、きゅうりは縦半分に切ってから斜め薄切りにし、器に盛る。
3 2に1をのせる。

調理時間 15分
1人分カルシウム 65mg

栄養スゴmemo

定番の「レタスときゅうりのサラダ」に、海藻を足してミネラルを補充。わかめに変える、のりをちぎる、青のりを振るでもOK。海藻もサラダの仲間に。

ごはんにササッとカルシウム
自家製・栄養MIXふりかけ

ごはんの友は、市販のふりかけに頼っていませんか？
優秀食材で手作りする簡単ふりかけは、ごはんにサッとかけるだけで
カルシウム補給に。いっしょに鉄やたんぱく質も補えます。

かぶの葉とじゃこのふりかけ

材料（作りやすい分量）
かぶの葉…刻んで1カップ
ちりめんじゃこ…20g
塩…少々
かつお節…ふたつまみ

調理時間 10分
全量で カルシウム 234mg

作り方
1 フライパンにかぶの葉、塩を入れて弱めの中火にかけて、からいりする。
2 しんなりしてきたら、ちりめんじゃこ、かつお節を入れ、全体がしっとりとするまでいためる。
＊冷蔵で1週間保存OK

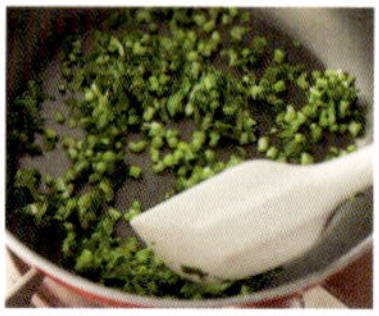

かぶの葉は生のままいためる
かぶの葉はアクが少ないので、ゆでなくても、しんなりするまでいためればOK。

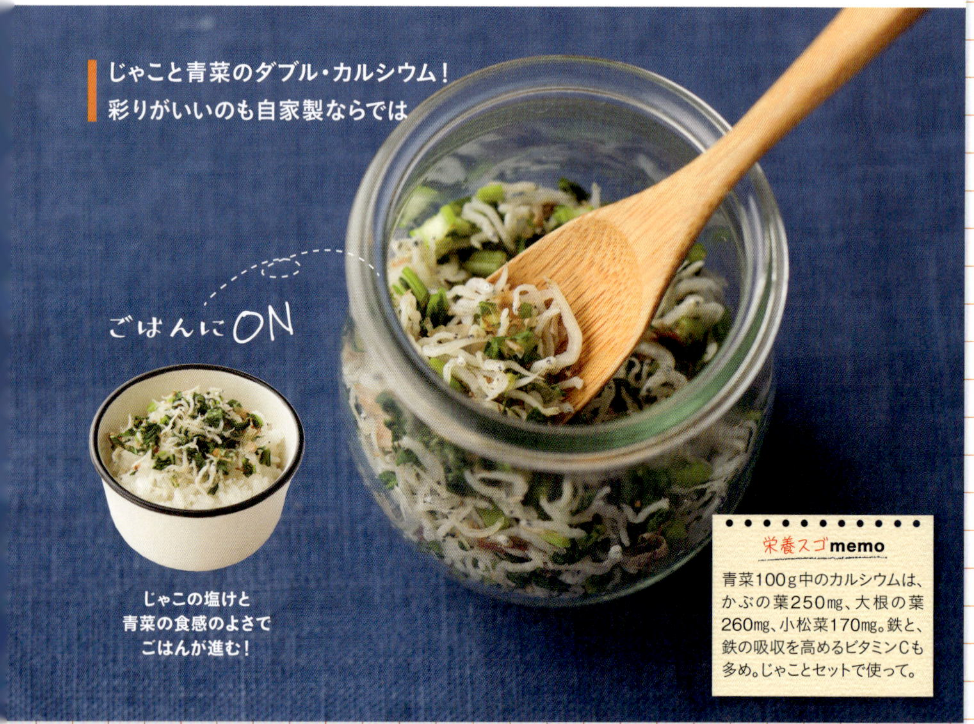
じゃこと青菜のダブル・カルシウム！
彩りがいいのも自家製ならでは
ごはんにON
じゃこの塩けと
青菜の食感のよさで
ごはんが進む！

栄養スゴmemo
青菜100g中のカルシウムは、かぶの葉250mg、大根の葉260mg、小松菜170mg。鉄と、鉄の吸収を高めるビタミンCも多め。じゃことセットで使って。

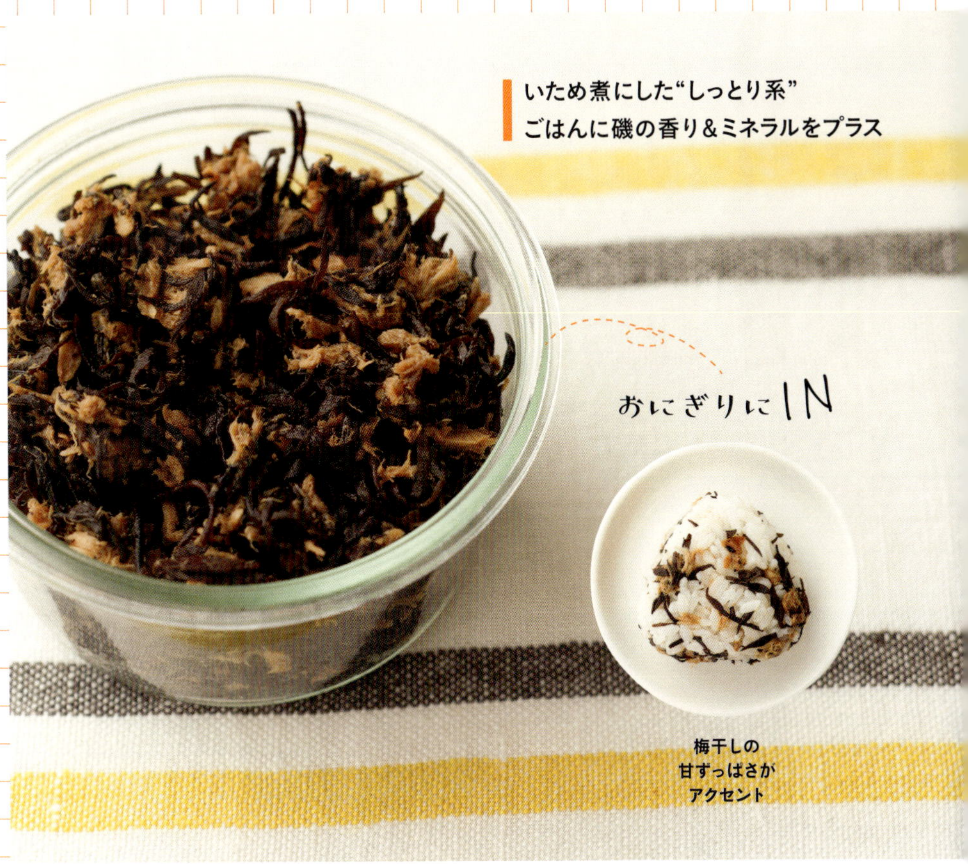
いため煮にした“しっとり系”
ごはんに磯の香り＆ミネラルをプラス
おにぎりにIN
梅干しの
甘ずっぱさが
アクセント

ひじきとツナのふりかけ

材料（作りやすい分量）

芽ひじき（乾燥）…大さじ3（9g）

ツナ缶（ノンオイル）…小1缶（70g）

梅干し…中1個

みりん…大さじ1〜2

作り方

1 ひじきはたっぷりの水でもどし、ざるに上げる。梅干しは種を除く。

2 フライパンにツナを缶汁ごと入れ、ひじき、梅干し、みりんを加え、中火にかける。

3 梅干しとツナを菜箸でくずしながら、汁けがなくなるまでいため煮にする。

＊冷蔵で1週間保存OK

調理時間 10分

全量でカルシウム 137㎎

栄養スゴmemo

おにぎりの栄養強化に、海藻のミネラルを！ さらにツナを加えると、鉄、DHA、ビタミンDといった、発育にとって大切な栄養素をプラスできます。

ふりかけがあれば、
めん類や丼物、サラダに
トッピングしたり、
卵焼きやあえ物にまぜたり。
重宝しますよ！

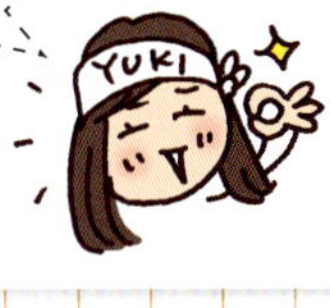
YUKI

小えびと青のり&ごまのふりかけ

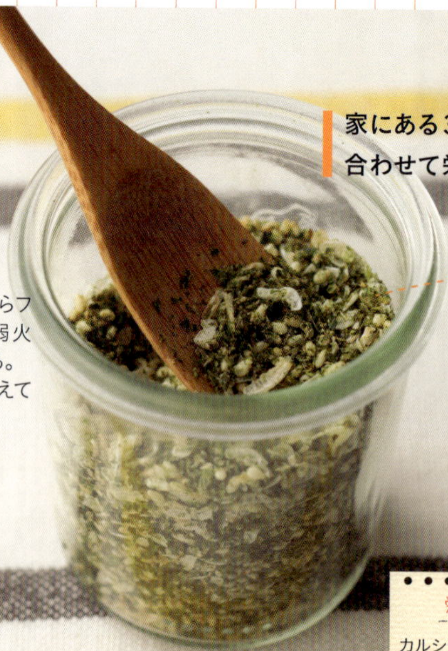

家にある3つの食材を合わせて栄養強化

からいりしたえびが香ばしい

材料（作りやすい分量）
小えび…大さじ6
いり白ごま…大さじ2
青のり…大さじ2

作り方
1 小えびは手でこまかく砕きながらフライパンに入れ、ごまを加え、弱火で香ばしくなるまでからいりする。
2 あら熱がとれたら、青のりを加えてまぜる。
＊冷蔵で3週間保存OK

調理時間 15分
全量でカルシウム 2305mg

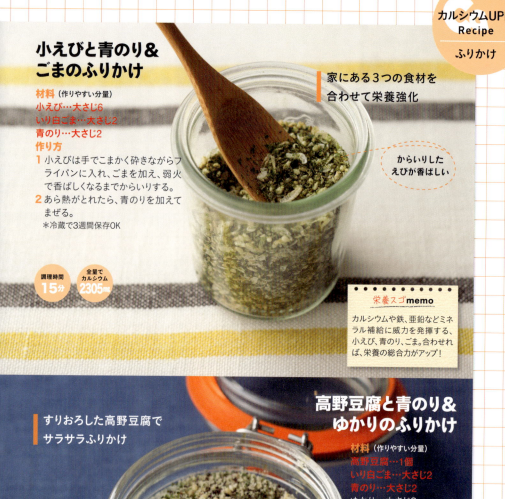

栄養スゴmemo
カルシウムや鉄、亜鉛などミネラル補給に威力を発揮する、小えび、青のり、ごま。合わせれば、栄養の総合力がアップ！

高野豆腐と青のり&ゆかりのふりかけ

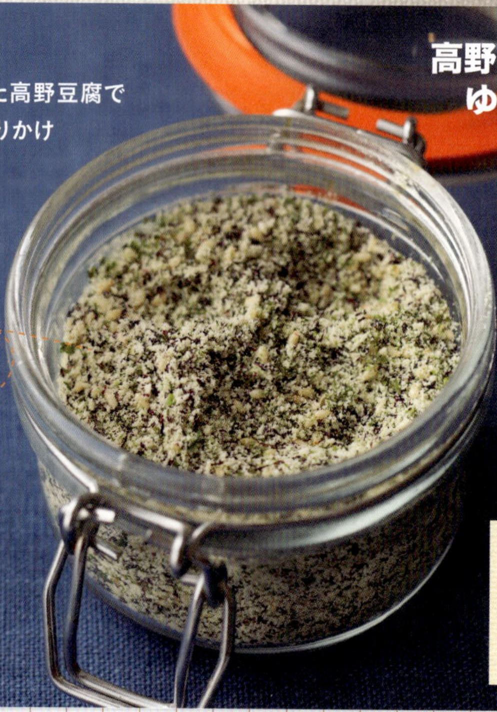

すりおろした高野豆腐でサラサラふりかけ

ゆかりの風味でさっぱり味

材料（作りやすい分量）
高野豆腐…1個
いり白ごま…大さじ2
青のり…大さじ2
ゆかり…大さじ2

作り方
1 高野豆腐はすりおろす。
2 ごま、青のり、ゆかりを加えてまぜる。
＊冷蔵で3週間保存OK

調理時間 5分
全量でカルシウム 306mg

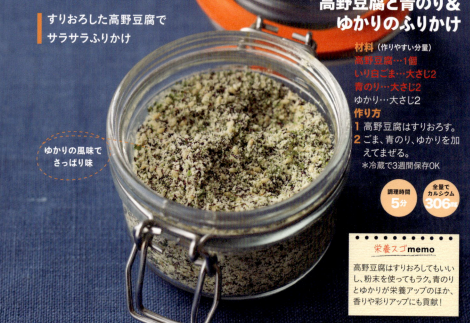

栄養スゴmemo
高野豆腐はすりおろしてもいいし、粉末を使ってもラク。青のりとゆかりが栄養アップのほか、香りや彩りアップにも貢献！

Part 4

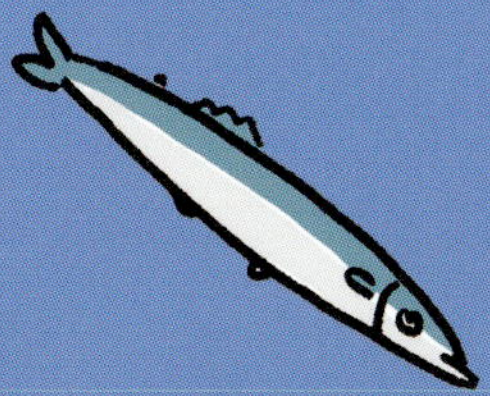

DHAをとる！魚は子どもの「成長促進剤」

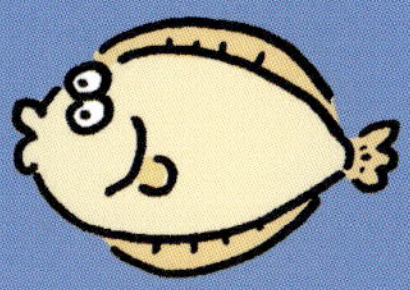

値段が高い、下処理がめんどう、食べにくい……。
消費量が減少しているけれど、DHAとビタミンDが同時にとれるのは魚だけ！ 合い言葉は「魚をもっと食卓へ！」。

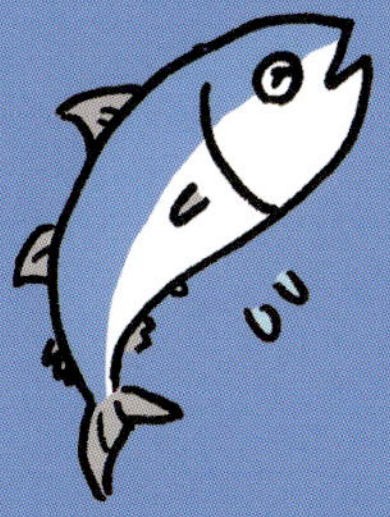

ＤＨＡとビタミンＤが豊富な魚を少なくとも週３日

ＤＨＡとビタミンＤ、両方とれるのは魚だけ

みなさんの家庭では、週に何回くらい魚料理が登場しますか？

メイン料理ではなくても、サラダのツナや、ごはんにのせるしらす干しでもよいので、魚は週に少なくとも３日、できれば毎日、食べてほしいです。なぜなら、**魚は成長期の子どもにぜひとも供給してあげたい栄養素を、まるっと全部含んでいるからです。**

魚に豊富に含まれているのが、ＤＨＡ。〝魚の油〟に含まれる、必須脂肪酸です。**ＤＨＡは脳の海馬や目の網膜をつくる材料であり、脳と視力の発達に深くかかわっています。**豊富に含まれている食材は、唯一「魚」だけです（α★1-リノレン酸も体内で一部がＤＨＡに変換される）。

また、魚はビタミンＤを豊富に含む、数少ない食材でもあります。

ビタミンＤは日光を浴びることで皮膚でも合成されますが、日照時間

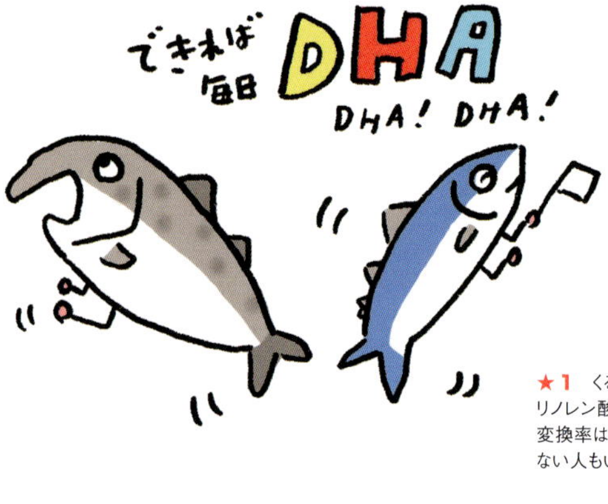

★1 くるみや亜麻仁油、えごま油などに含まれるα-リノレン酸も体内で一部がDHAに変換されますが、変換率は低く、変換するために必要な酵素を持っていない人もいるといわれています。

の短い地域では欠乏症が問題に。日照時間以外にも、肌の露出やＵＶケアにも影響されるため、徹底したＵＶケアにより血液中のビタミンＤが不足することが報告されています。**日光浴プラス、「食事でビタミンＤを摂取すること」も意識したいところです。**

ビタミンＤは骨や歯を強くしてくれますが、「インフルエンザの発症リスクを５０％軽減する」という研究報告で世界的に有名になったビタミンでもあります。**免疫力を高めることから、感染症やアレルギー性疾患（ぜんそくやアトピー性皮膚炎など）、がんなどの発症リスクを減らすとして注目を集めています。**

青背・赤身・白身魚をバランスよく食べる

「ＤＨＡ」はさば、いわし、あじ、ぶりなどの青背の魚に豊富に含まれています。かつおやまぐろなど、赤身の魚はＤＨＡだけでなく、体内に吸収されやすい「ヘム鉄」を多く含んでいるのが特徴。白身の魚には「ビタミンＤ」が多く含まれます。骨ごと食べる缶詰や小魚は、「カルシウム」の頼もしい供給源です。

魚には魚にしかない栄養があり、青背・赤身・白身魚のそれぞれに魅力があります（１１４ページ）。子どもの好きな「焼き鮭ばっかり」「まぐろの刺し身ばっかり」にならないように、いろいろな魚を買って、バランスよく食べましょう。

ビタミンＤを多く含む魚

紅鮭（焼き・80g）	30.7μg
うなぎ（かば焼き・120g）	22.8μg
さんま（焼き・100g）	13μg
スモークサーモン（40g）	11.2μg
真あじ（焼き・80g）	9.4μg
しらす干し（10g）	9.2μg
さば（焼き・80g）	3.9μg
まぐろ水煮缶（80g）	2.4μg

ＤＨＡを多く含む魚

うなぎ（かば焼き・120g）	1560㎎
ぶり（焼き・80g）	1520㎎
さば（焼き・80g）	1200㎎
さんま（焼き・100g）	1200㎎
真だい（焼き・80g）	792㎎
真いわし（焼き・80g）	784㎎
真あじ（焼き・80g）	656㎎
紅鮭（焼き・80g）	480㎎
かつお（缶詰・80g）	432㎎
ししゃも（焼き2尾・40g）	212㎎

子どもはホントは魚が好き！

調理の手間を省いて、魚をもっと食卓へ！

魚介類の消費量は、残念ながら、平成13年（2001年）をピークに減少しつづけています。家族が魚よりも肉が好きで、調理もラクなので、肉をより好む家庭が多いのかもしれません。

でも、子どもは魚が嫌いなのでしょうか？　多くの子どもが回転ずしは大好きですよね。実は、**魚が嫌いという子どもは10％程度。魚自体が嫌いというよりは、「骨があるから」「食べるのがめんどう」「食べるのに時間がかかる」「においが嫌い」などが主な理由です。**

一方、お母さんには、「調理法がわからない」「魚焼きグリルを洗うのがめんどう」など、作り手側の理由があります。

そこで98ページから、子どもが喜ぶ、お母さんも手間のかからない魚料理をどしどし紹介します！

肉と魚の消費量は逆転している！

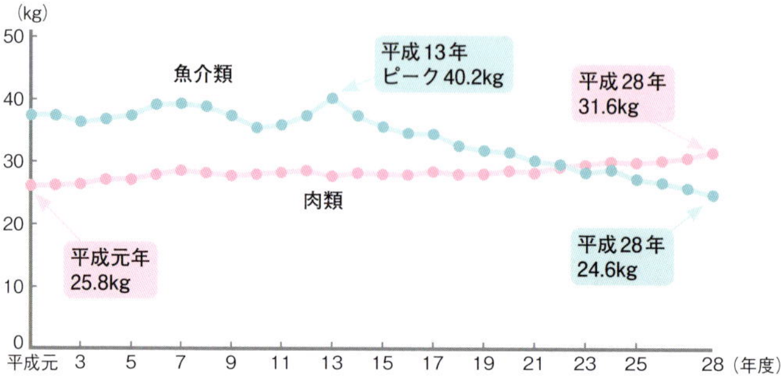

農林水産省「食料需給表」より「食用魚介類及び肉類の1人1年あたりの消費量」

忙しくて魚を調理する余裕のないときには、魚の缶詰を使えば下処理がいらないし、骨もやわらかいからとり除く必要なし。

魚焼きグリルを使わなくても、切り身魚を〝フライパン〟で焼くなら簡単なうえ、蒸し焼きにすることでパサつきを防げます。

とはいえ、焼き魚の骨をとるには箸さばきのテクニックも必要です！　時間のある休日などに、ぜひ教えてあげてください（111ページ）。

DHAは〝揚げる〟と半減してしまう!?

魚の調理で知っておきたいのは、「DHAの損失」です。

魚を加熱調理すると、油が流れ出てしまうため、同時にDHAも減ってしまいます。**DHAの残存率は、生100%、煮る90%、焼く85%、揚げる50%の順です。**

たんぱく質や鉄であれば、加熱調理による損失を気にしなくてよいのですが、**DHAは高温で揚げると半減してしまうため、魚の揚げ物はあまりおすすめできません。**

たとえば煮物なら、野菜もいっしょに煮れば、油の出た煮汁を活用できますし、缶詰は汁ごと使うのでDHAを無駄にしません。

DHAは加熱だけでなく、鮮度が落ちても酸化して変性してしまいます。さば、ぶり、さんまなど油の多い魚ほど傷みやすいので、新鮮な魚を選んで調理することも心がけましょう。

子どもの魚嫌いは10%しかいない

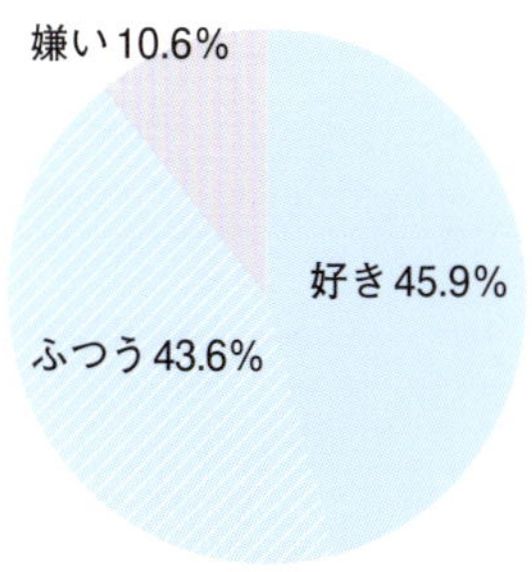

社団法人 大日本水産会「水産物を中心とした消費に関する調査」
平成20年　対象：全国の小学校4～6年生男女218人

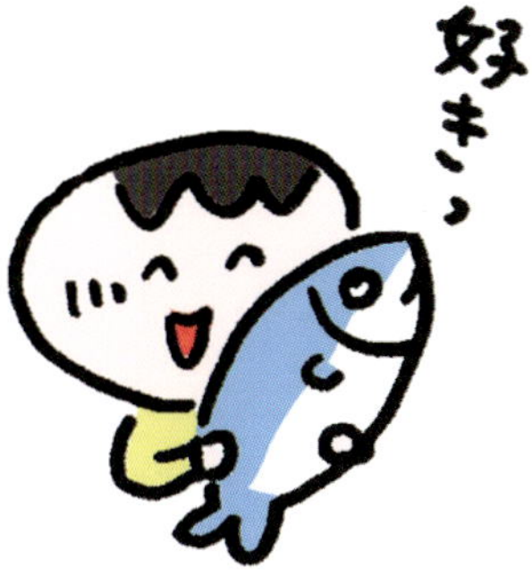

Level 1 ★

中身を出すだけ

缶詰

魚料理は「ハードルが高い」という人は、缶詰からレッツ・スタート！
買いおきしておくと、魚を手軽に食べたいときに役立ちます。

魚の缶詰はココがすごい

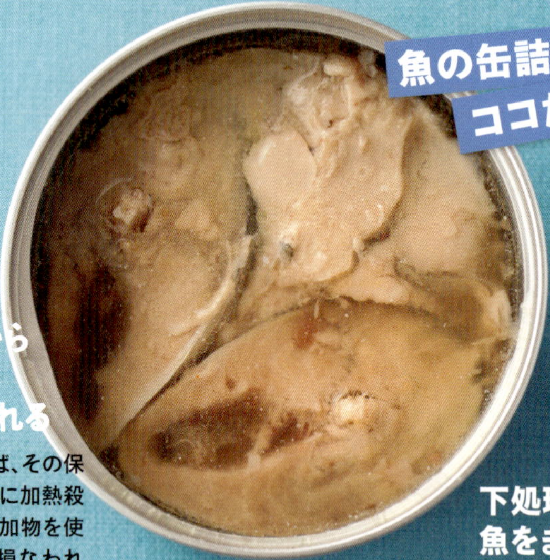

保存できるから魚の栄養を一年じゅうとれる

缶詰の魅力といえば、その保存性。密閉したあとに加熱殺菌しているため、添加物を使わなくても栄養が損なわれません。季節を問わずいつでも、魚の栄養をとれます。

うまみがギュッ！味つけラクラク!!

うまみの出た缶汁ごと使えば、調味料を少し足すだけでいいから、味つけもラク！　魚のくさみ対策にはトマトや酢の“酸味”、カレー粉の“辛み”などを足すのがコツ。

骨ごと食べるからカルシウムがケタ違い

切り身では“かたい骨”が、缶詰ではホロッとやわらかくなっています。骨ごと食べるから、さば水煮缶の場合でカルシウムはしめさばの28倍、焼きさばの18倍もあるんです。

くらべてみると？

	鉄	カルシウム
しめさば	1.1mg	9mg
焼きさば	1.5mg	14mg
さば水煮缶	1.6mg	260mg

（100g中）
出典：日本食品標準成分表2015年版（七訂）

下処理なしで魚をまるごと食べられる

魚の頭と尾を除いて、皮・骨・身をまるごと加熱調理しています。下処理の手間なしで、缶をあければ、中身を全部食べられます。

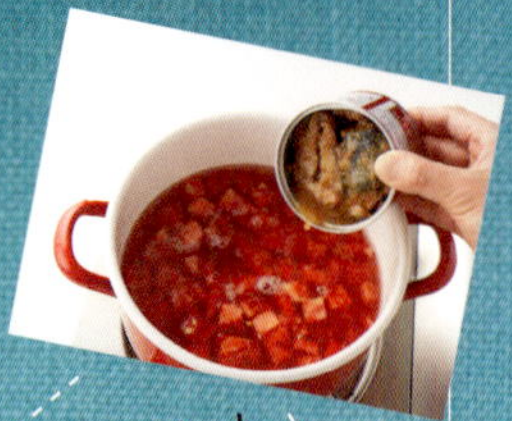

汁ごとパカッと入れるだけ

さばみそトマトうどん

材料（大人2人＋子ども2人分）
さばみそ煮缶…1缶（190g）
トマト…大2個
小松菜…1/3束（80g）
しょうゆ…大さじ1
ゆでうどん…3〜4玉

使ったのはコレ

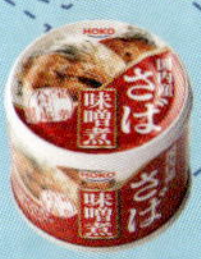

作り方
1 トマト、小松菜はざく切りにする。
2 鍋にトマト、水1.5カップ、さば缶を汁ごと入れ、中火にかける。煮立ったら、しょうゆで味をととのえ、小松菜を加えて火を止める。
3 うどんは袋の表示どおりに熱湯でゆで、器に盛り、2をかける。

魚の油が缶汁ごと入っても
トマトと合わせると
食べやすい

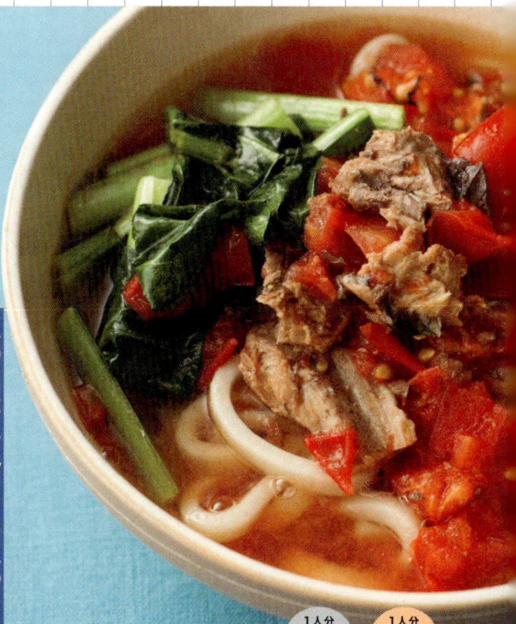

栄養スゴmemo
さば缶には必須脂肪酸（DHA・EPA）、骨のカルシウム、血合いの鉄がたっぷり！ トマトはみそ味との相性がよく、リコピンなど抗酸化成分を補えます。

1人分 鉄 1.4mg　1人分 カルシウム 61mg

さばカレー

材料（大人2人＋子ども2人分）
さば水煮缶…1缶（190g）
玉ねぎ…1/4個
じゃがいも…1個
トマト…1個
おろしにんにく、カレー粉
…各小さじ1
サラダ油…大さじ1/2
牛乳…1/4カップ
塩…適量

使ったのはコレ

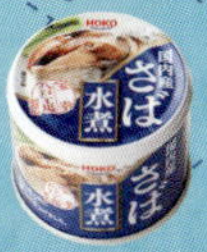

作り方
1 玉ねぎは縦半分に切ってから薄切りに、じゃがいもは角切りにする。トマトはざく切りにする。
2 鍋にサラダ油、玉ねぎを入れて中火にかけ、しんなりしてきたら、にんにく、カレー粉の順に加えていためる。
3 トマトを加えて煮くずれるまでいため、水1カップ、じゃがいもを加える。煮立ってきたら、ふたをして5分ほど煮る。
4 さば缶を汁ごと加えてほぐし、牛乳を加え、塩で味をととのえる。

さばの栄養と辛み成分で
元気回復！ 牛乳を入れて
マイルド仕上げ

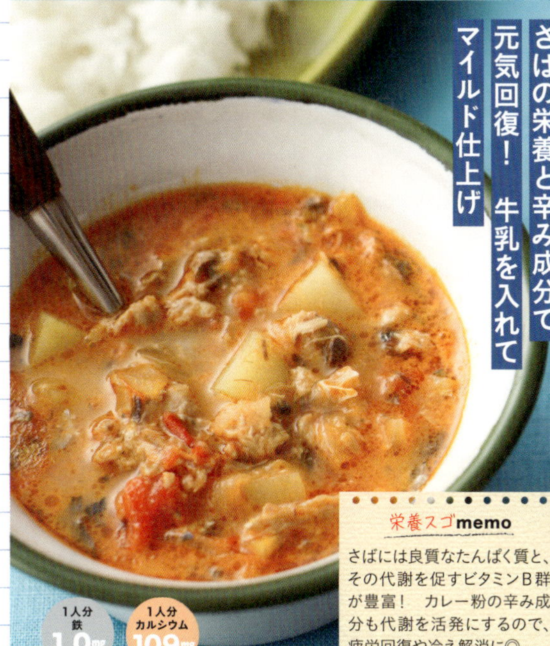

栄養スゴmemo
さばには良質なたんぱく質と、その代謝を促すビタミンB群が豊富！ カレー粉の辛み成分も代謝を活発にするので、疲労回復や冷え解消に◎。

1人分 鉄 1.0mg　1人分 カルシウム 109mg

さんまのかば焼きまぜずし

旬の魚に多いDHAを
いつでもごはんに
まぜ込める

使ったのはコレ

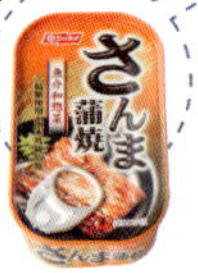

材料（大人2人＋子ども2人分）

さんまかば焼き缶
　…2缶（200g）
きゅうり…1本
塩…ふたつまみ
甘酢しょうが…40g
あたたかいごはん
　…700g（2合分）
のり、いり白ごま…各適量

1人分 鉄 1.9mg
1人分 カルシウム 154mg

作り方

1 きゅうりは小口切りにし、塩と水大さじ1をまぶし、しんなりしたら水けをしぼる。
2 甘酢しょうがはこまかく刻む。ごはんに加えてまぜ、あら熱をとる。
3 2に1、さんま缶を加えてまぜ、器に盛る。手でちぎったのりを散らし、ごまを振る。

栄養スゴmemo

さんまはDHA・EPAが豊富。鉄と、造血作用のあるビタミンB_{12}や葉酸も多いので、貧血予防に◎！ 缶詰なら、旬の栄養価の高い状態で食べられます。

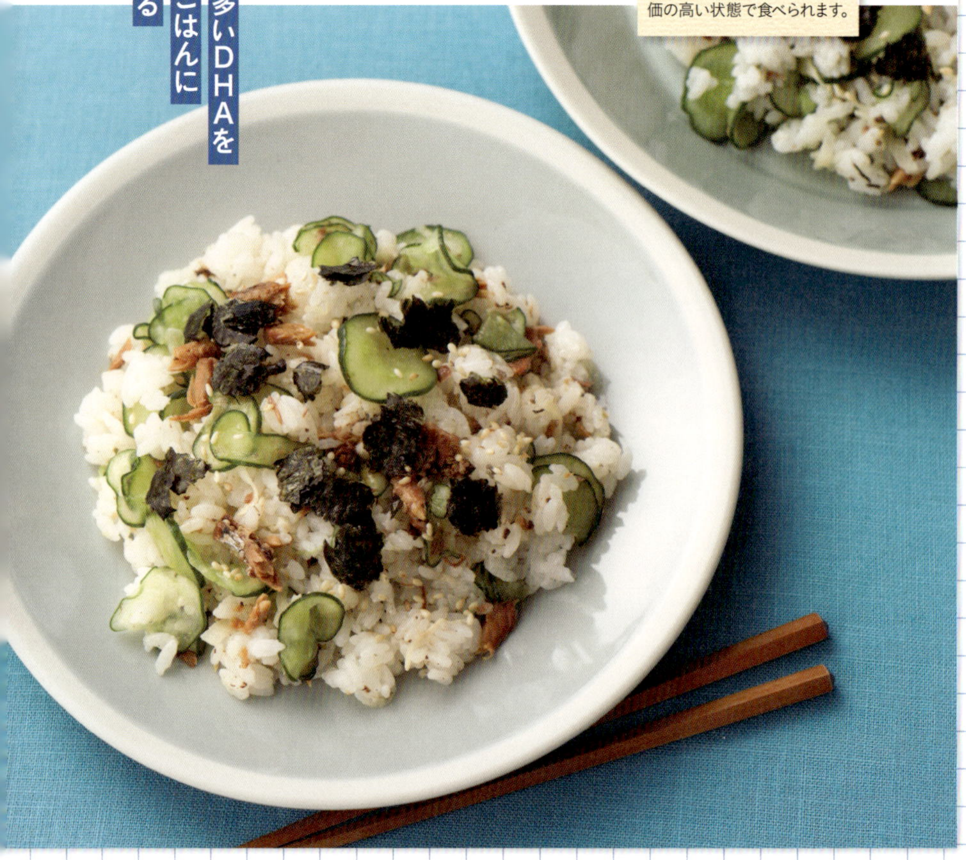

いわしの冷製パスタ

使ったのはコレ

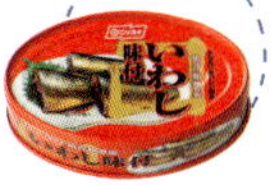

材料（大人2人＋子ども2人分）

A
- いわし缶（味つき）…2缶（200g）
- オリーブ油…大さじ1/2
- おろししょうが…少々

スパゲッティ…320g
キャベツ…1/3個（400g）
塩、こしょう…各適量
レモンのくし形切り…4切れ

1人分 鉄 2.2mg
1人分 カルシウム 238mg

作り方

1 ボウルにAを合わせてまぜる。
2 スパゲッティは塩を加えたたっぷりの湯で、表示時間より1分長めにゆでる。キャベツは1cm幅に切り、スパゲッティがゆで上がる30秒前に入れ、いっしょにざるに上げる。
3 流水で冷やし、水けをしっかりきって1とあえ、塩、こしょうで味をととのえる。器に盛り、レモンを添え、しぼって食べる。

骨を強くする
ミネラルが豊富ないわしを
ボウル1つで〝速攻〟あえ

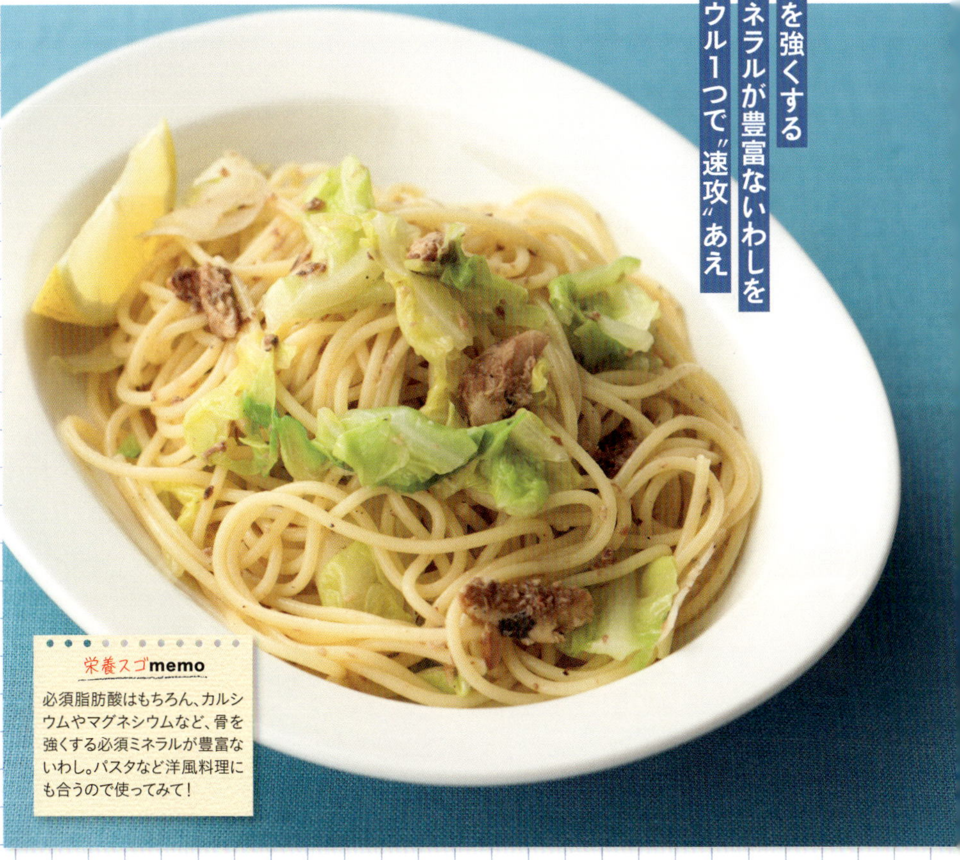

栄養スゴmemo

必須脂肪酸はもちろん、カルシウムやマグネシウムなど、骨を強くする必須ミネラルが豊富ないわし。パスタなど洋風料理にも合うので使ってみて！

Level2 ★★

フライパン1つで2ステップ

切り身

魚の切り身を、フライパン1つで「蒸す」「焼く」「煮る」だけの、
野菜もめいっぱい入れた"2ステップ"レシピを紹介します。

塩鮭のちゃんちゃん焼き風

1人分 鉄 0.6mg
1人分 カルシウム 32mg

材料（大人2人＋子ども2人分）

甘塩鮭…3切れ
キャベツ…1/8個（150g）
玉ねぎ…1/2個
にんじん…1/3本
じゃがいも…1個
酒…大さじ2

塩鮭の塩分には要注意！
塩けがきつい場合には、
水に30分以上ひたして塩抜きを。
前の晩から水にひたして
冷蔵庫に入れておいてもOK。

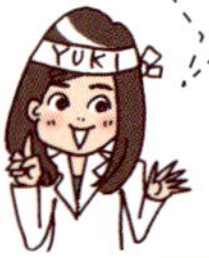

Step 1 下ごしらえ

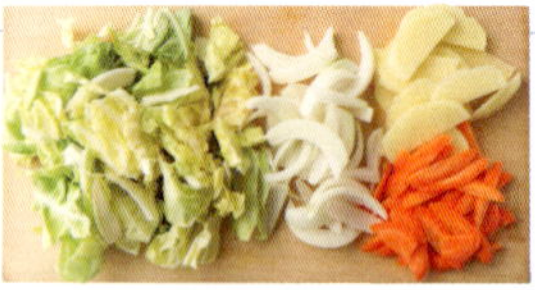

キャベツはざく切りにする。
玉ねぎは1cm幅のくし形に切る。
にんじん、じゃがいもは5mm厚さに切る。
鮭は半分に切る。

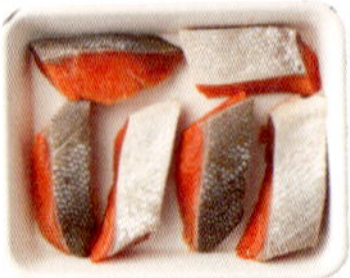

Step 2 蒸し焼きにする

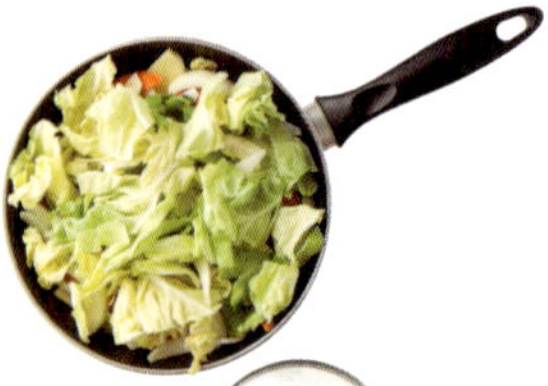

フライパンに鮭を皮を下にして並べ、
野菜をのせ（キャベツをいちばん上に）、
酒を回しかけ、中火にかける。
蒸気が出てきたら、ふたをして火を少し弱め、
7～8分蒸し焼きにする。

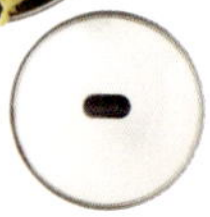

ふたをして
蒸し焼きに

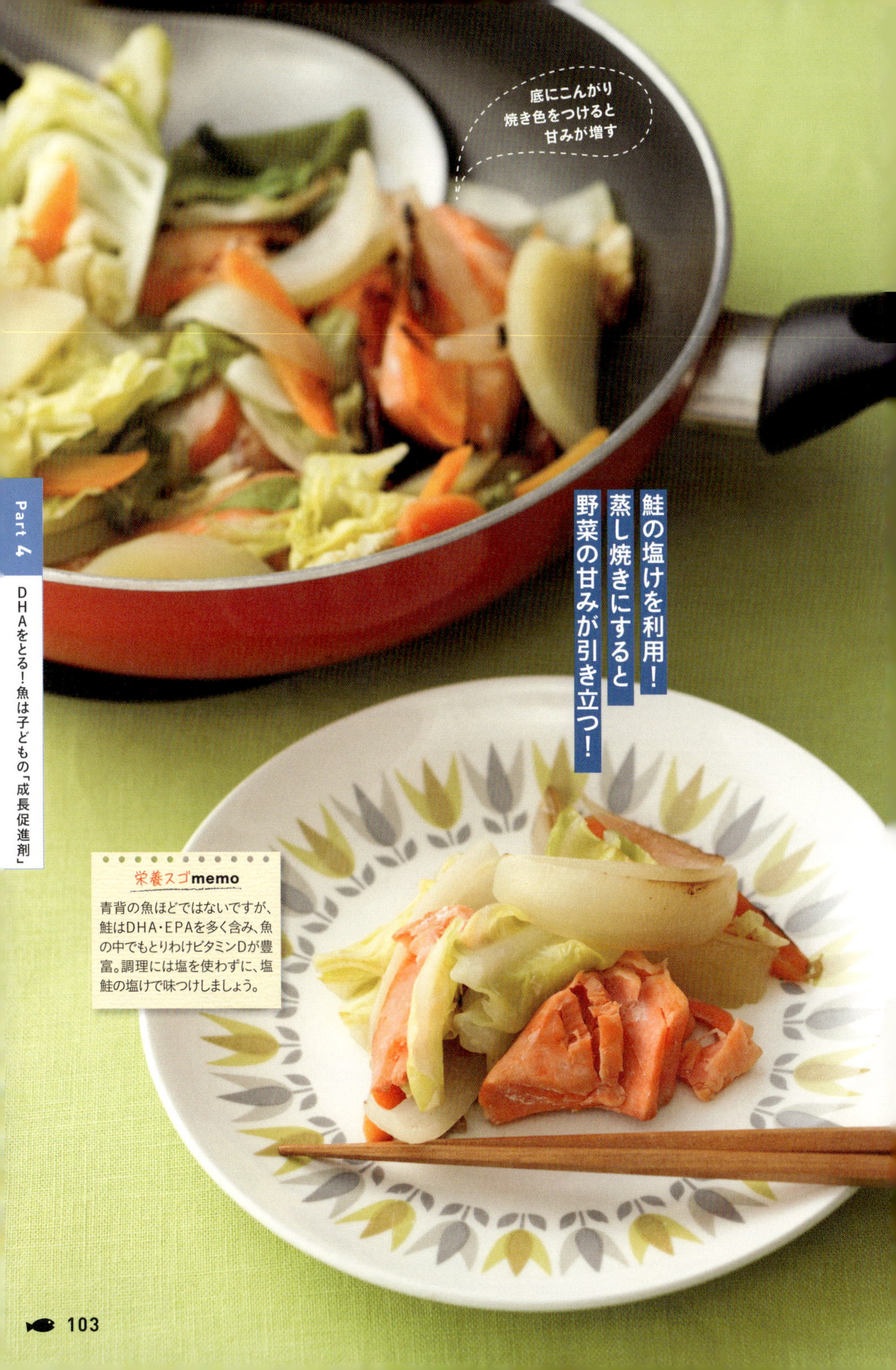

鮭の塩けを利用！蒸し焼きにすると野菜の甘みが引き立つ！

栄養スゴmemo

青背の魚ほどではないですが、鮭はDHA・EPAを多く含み、魚の中でもとりわけビタミンDが豊富。調理には塩を使わずに、塩鮭の塩けで味つけしましょう。

鮭とピーマンのごま焼き

1人分 鉄 0.9mg
1人分 カルシウム 65mg

材料（大人2人＋子ども2人分）

生鮭…3切れ
ピーマン…3個
パプリカ（赤）…1個
塩、こしょう…各少々
小麦粉…大さじ1
いり白ごま…大さじ3
オリーブ油…大さじ1

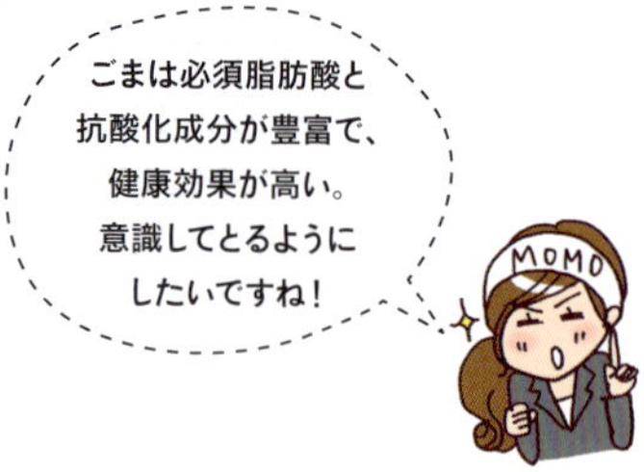
ごまは必須脂肪酸と
抗酸化成分が豊富で、
健康効果が高い。
意識してとるように
したいですね！
MOMO

Step 1 下ごしらえ

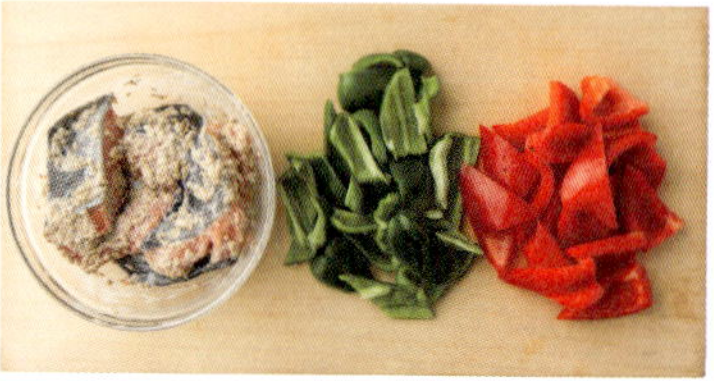

ピーマン、パプリカは
一口大に切る。
鮭は3～4等分に切り、
塩、こしょうを振って少しおき、
出てきた水けをふく。
ボウルに小麦粉を入れて同量の水でとき、
鮭、ごまを合わせてからめる。

Step 2 焼く

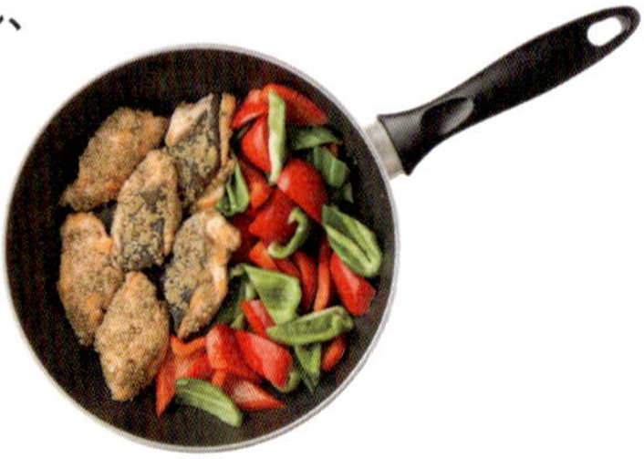

フライパンにオリーブ油を中火で熱し、
鮭と野菜を並べる。
少し火を弱めて
両面をこんがり焼き、
鮭が焼けたら器に盛る。
野菜は塩少々（分量外）を
振っていため、
盛り合わせる。

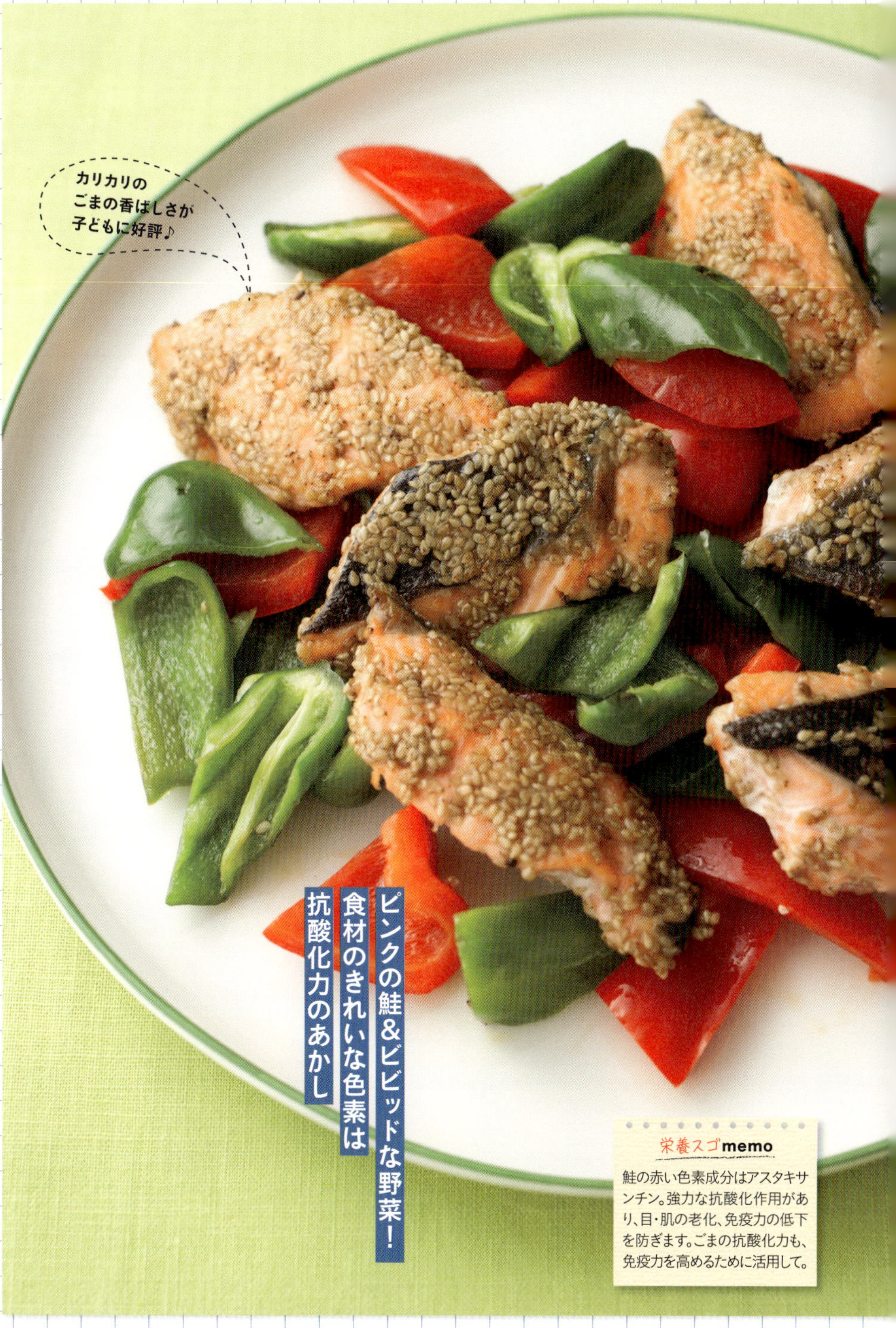

カリカリの
ごまの香ばしさが
子どもに好評♪

ピンクの鮭&ビビッドな野菜！
食材のきれいな色素は
抗酸化力のあかし

栄養スゴmemo

鮭の赤い色素成分はアスタキサンチン。強力な抗酸化作用があり、目・肌の老化、免疫力の低下を防ぎます。ごまの抗酸化力も、免疫力を高めるために活用して。

鮭の甘酢あんかけ

1人分 鉄 0.4mg
1人分 カルシウム 19mg

材料（大人2人＋子ども2人分）

生鮭…3切れ
塩…少々
酒…大さじ2
玉ねぎ…大1/2個
にんじん…小1/2本
ごま油…大さじ1/2

A｜しょうゆ、酒、砂糖…各大さじ1
　｜水…2カップ
　｜かたくり粉…大さじ1
酢…大さじ2

Step 1 鮭を焼く

鮭は塩を振って少しおき、
出てきた水けを
キッチンペーパーでふく。
フライパンに皮を下にして並べ、
酒を振り、中火にかける。
フツフツしたら、ふたをして3〜5分、
鮭に火が通るまで蒸し焼きにし、器に盛る。

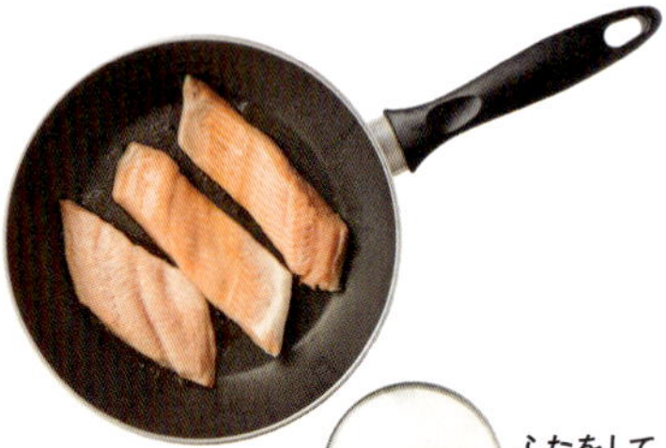

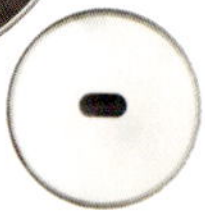

ふたをして
蒸し焼きに

Step 2 甘酢あんを作る

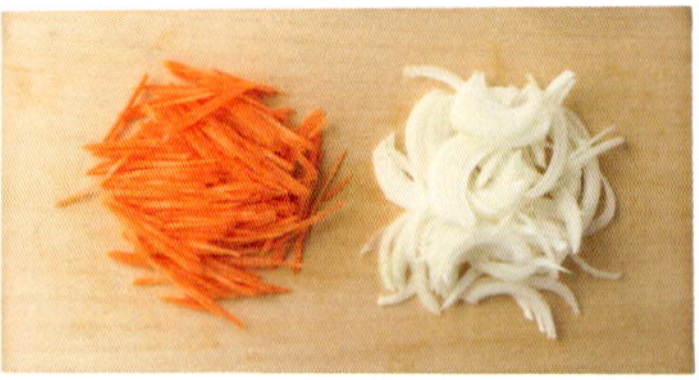

玉ねぎは薄切りにする。
にんじんはせん切りにする。
1のフライパンをさっとふき、
ごま油を熱して
玉ねぎ、にんじんをサッといため、Aを加える。
まぜながら煮てとろみをつけ、
酢をまぜ、1にかける。

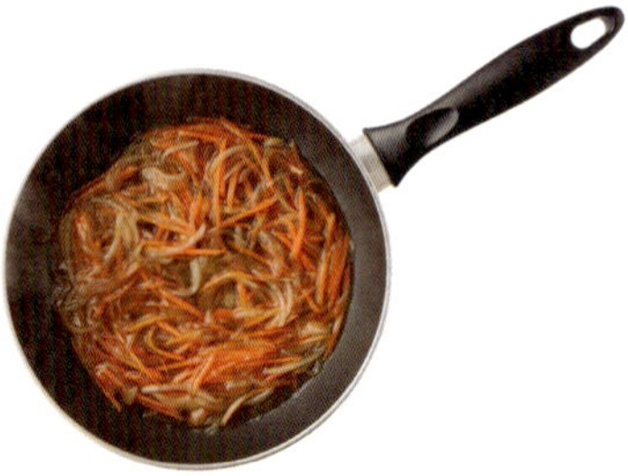

甘酢あんは、
たい、たらなど淡泊な白身魚にも、
さば、ぶりなどクセのある魚にも
合いますよ。安くて新鮮な旬の魚で
作ってみて！

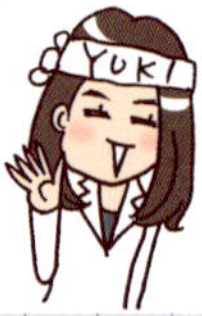

まろやかな酸味で食欲アップ！
消化・吸収もよく、疲れやだるさが解消する

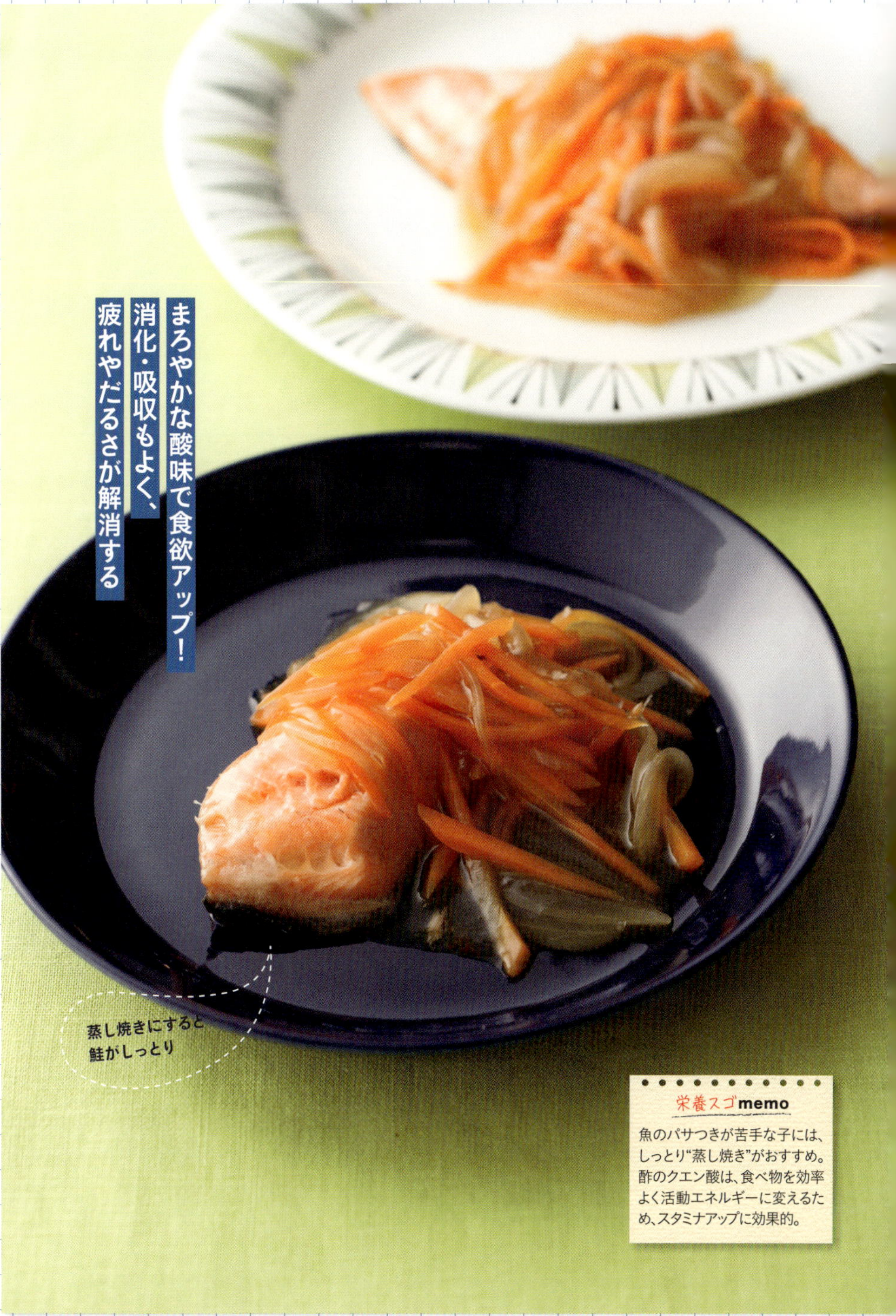

蒸し焼きにすると
鮭がしっとり

栄養スゴmemo

魚のパサつきが苦手な子には、しっとり"蒸し焼き"がおすすめ。酢のクエン酸は、食べ物を効率よく活動エネルギーに変えるため、スタミナアップに効果的。

ボリュームさばみそ煮

1人分
鉄
2.0mg

1人分
カルシウム
133mg

材料（大人2人＋子ども2人分）

さば…2切れ
木綿豆腐…1丁（300g）
しめじ…1/2パック
白菜…2枚（200g）
ねぎ…1/3本
A　みそ、酒…各大さじ3
　　砂糖…大さじ1.5
　　水…3/4カップ

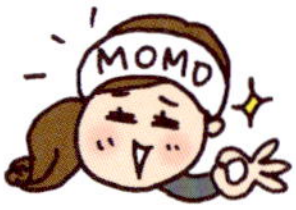

魚のうまみたっぷりの煮汁を、
活用しない手はありません。
さばみそ煮には、豆腐がぴったり。
きのこ、ねぎ、白菜、かぶなどの
早煮え野菜でも。

Step 1 下ごしらえ

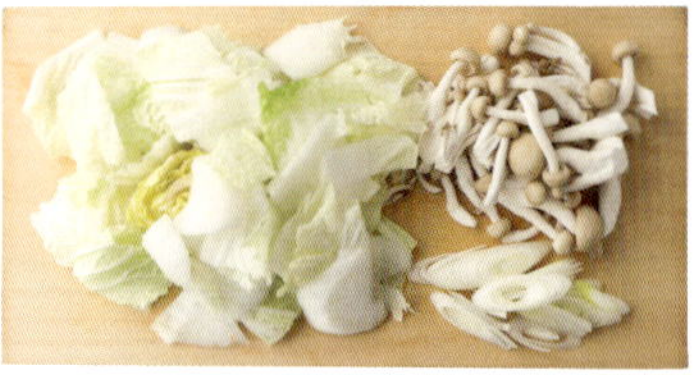

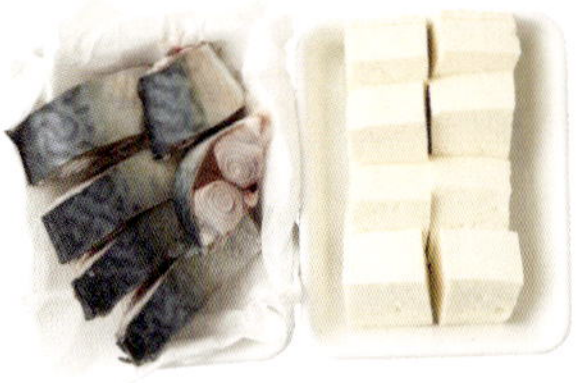

しめじは石づきをとってほぐす。
白菜は軸をそぎ切りに、
葉をざく切りにする。
ねぎは斜め薄切りにする。
さばは2〜3cm厚さに切り、
沸騰直前の湯にくぐらせてくさみを抜く。
豆腐は8等分する。

Step 2 煮る

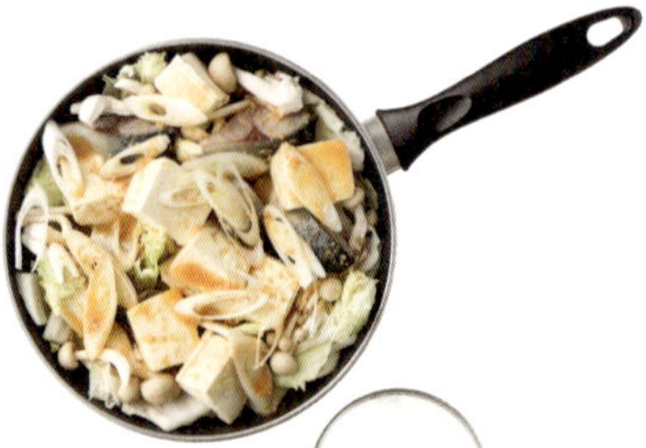

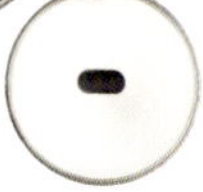
ふたをする

フライパンに白菜を敷き、
さば、豆腐をのせ、
しめじ、ねぎを散らす。
まぜ合わせた**A**を回しかけ、
中火にかける。
煮立ったら落としぶたをして
（キッチンペーパーでOK）、
さばに火が通るまで5〜7分煮る。
器に盛り、残った汁を煮詰めてかける。

＊時間があるときはそのまま冷めるまでおき、
食べるときにあたためると味がよくしみる。

豆腐や野菜を これでもか！と入れて 栄養満点&おなかいっぱい

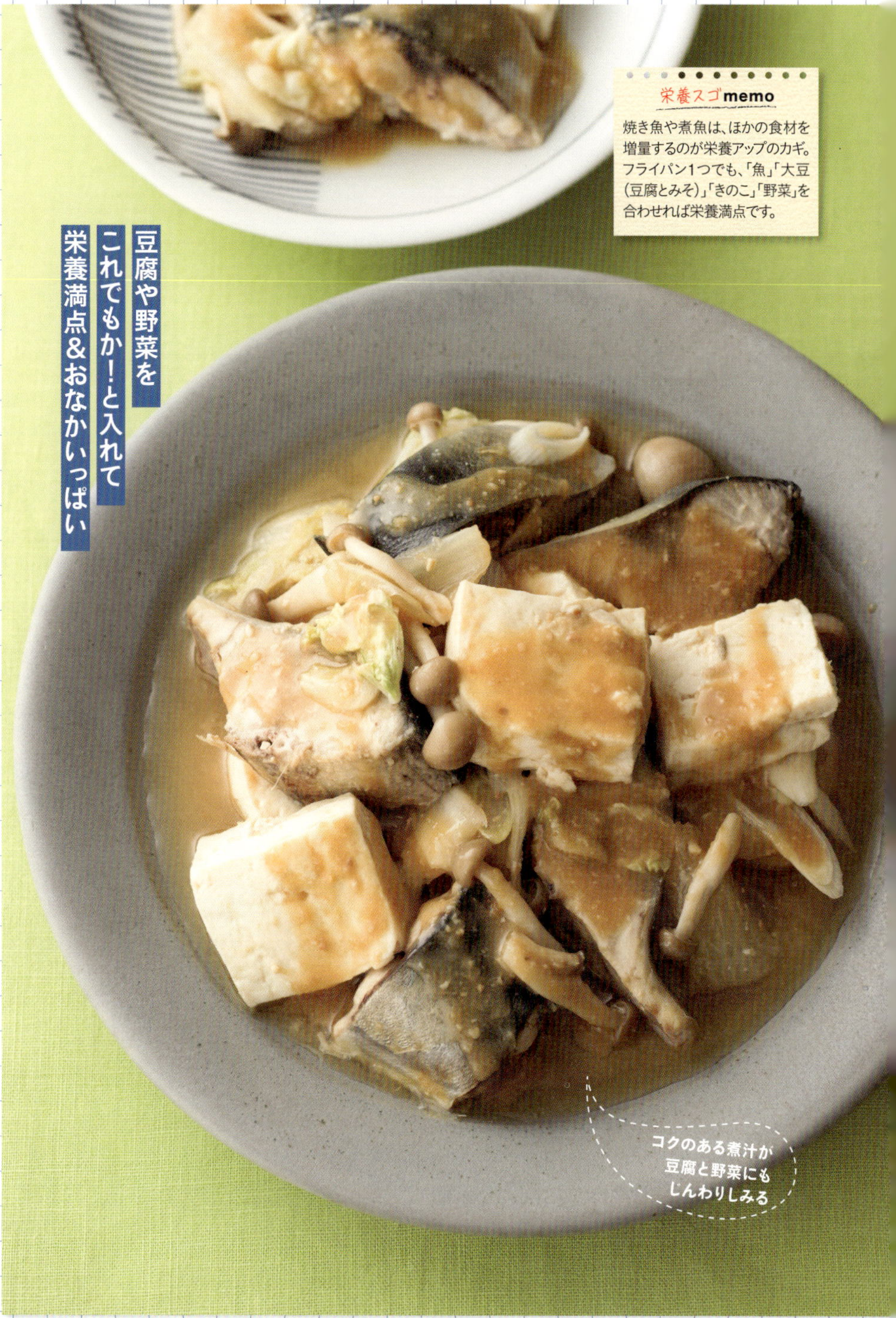

コクのある煮汁が
豆腐と野菜にも
じんわりしみる

栄養スゴmemo

焼き魚や煮魚は、ほかの食材を増量するのが栄養アップのカギ。フライパン1つでも、「魚」「大豆（豆腐とみそ）」「きのこ」「野菜」を合わせれば栄養満点です。

Level 3 ★★★

基本を覚えれば至高のおいしさ

一尾

一尾の魚は「調理が大変！」かというと、そうでもないんです。
内臓をとるなどの下処理をお店にお願いすれば、手間はかかりません。

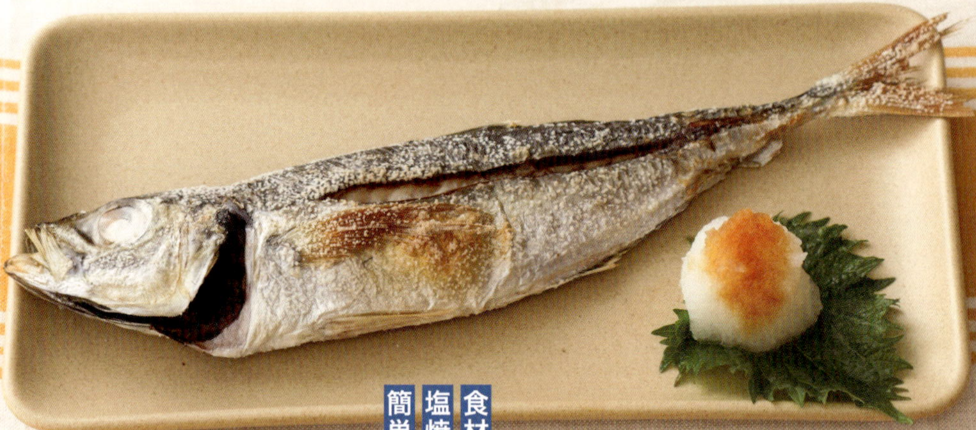

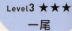

食材を生かすシンプルな
塩焼きが実はいちばん
簡単で、おいしい

塩を振って焼く

魚は塩を振って数分おき、出てきた水けをふくとくさみが抜けますが、新鮮なら、塩を振ってすぐ焼いてOK！　あじは内臓をとり、さんまなら内臓をとらずに焼きます。基本の焼き方・食べ方をおさらいしましょう。

あじの塩焼き

材料（大人2人＋子ども2人分）

あじ（内臓をとったもの）…2尾
塩…1尾にふたつまみ
　好みで青じそ、大根おろし、
　しょうゆ各適量を添える

1人分 鉄 0.2mg
1人分 カルシウム 21mg

上手な食べ方

背側・腹側の小骨をとる

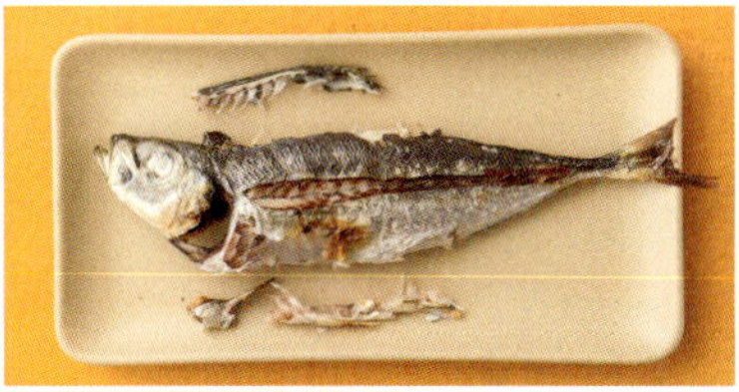

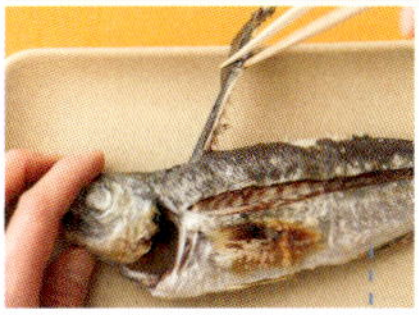

箸で背びれをつまみ、そのまま引っぱると背側の小骨がとれる。同様に腹びれ、腹側の小骨もとっておくと食べやすくなる。

表側の半身を食べる

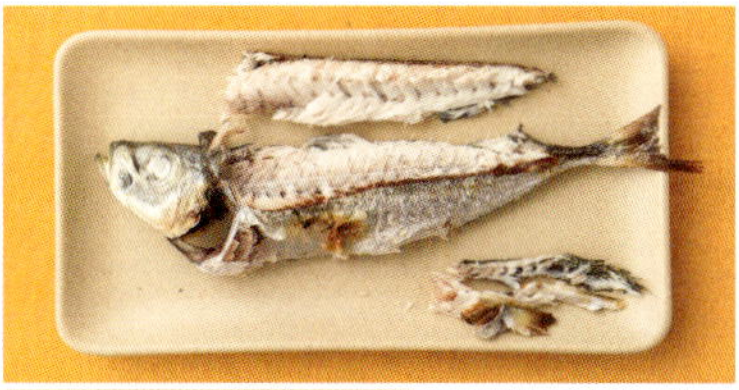

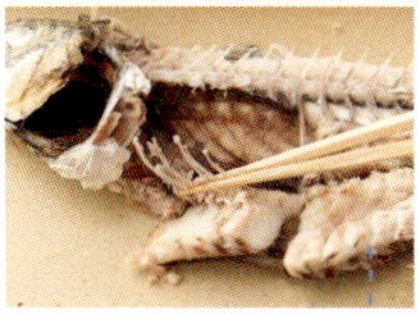

まず、切り目から背側を開いて食べる。次に腹側を開いて、太い腹骨は箸をさし込んでとり除く。

裏側の半身を食べる

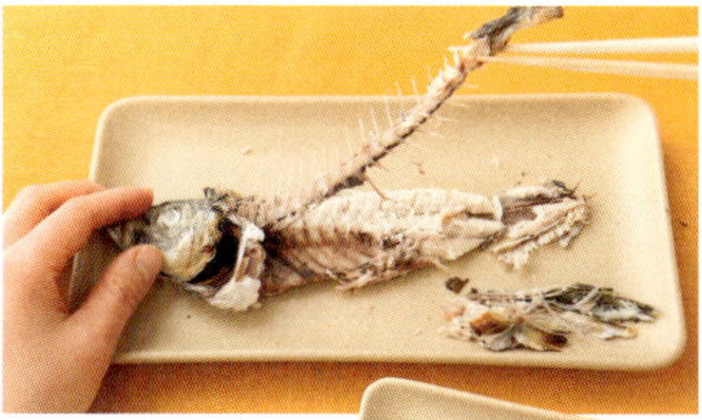

ここでひっくり返すのはNG! 尾のほうから中骨をはずし、裏側も同様に食べる。

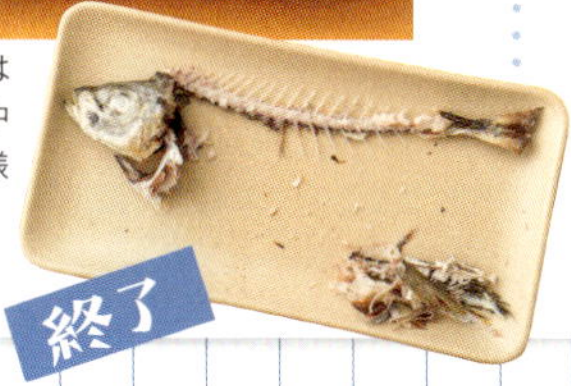

焼き方のキホン

洗って水けをふく

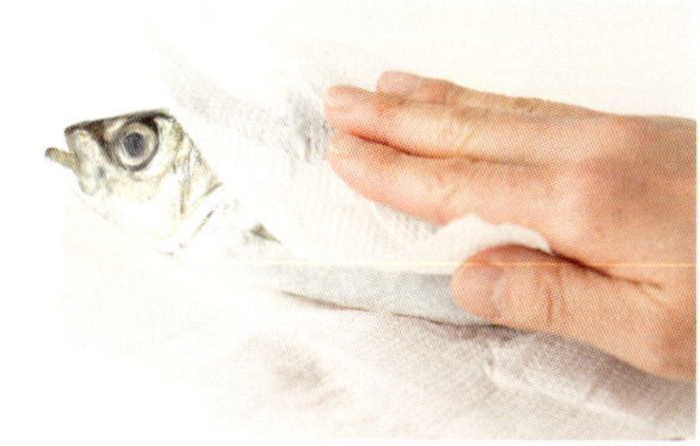

あじはサッと洗い、キッチンペーパーでやさしくふく。腹の中の黒い部分をふくと、苦みがとれる。

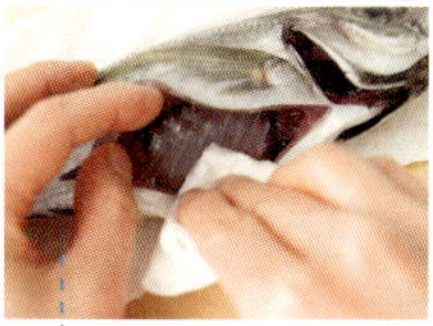

切り目を入れる

中骨に沿って浅く切り目を入れておくと、食べやすくなる。

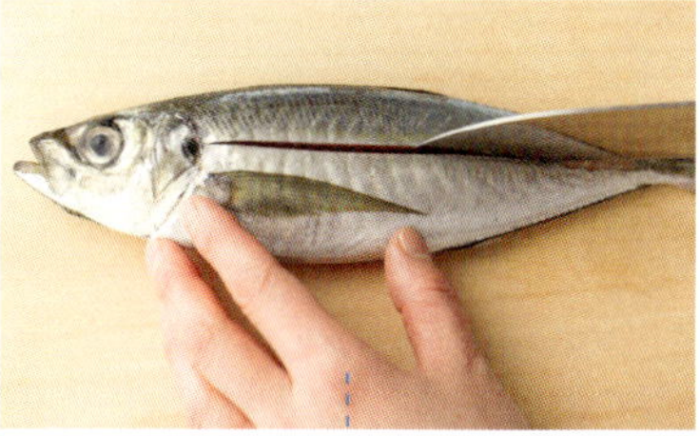

塩を振って焼く

塩を片面にひとつまみずつ、両面にまんべんなく振り、水けが出ないうちにすぐに魚焼きグリルで焼く。

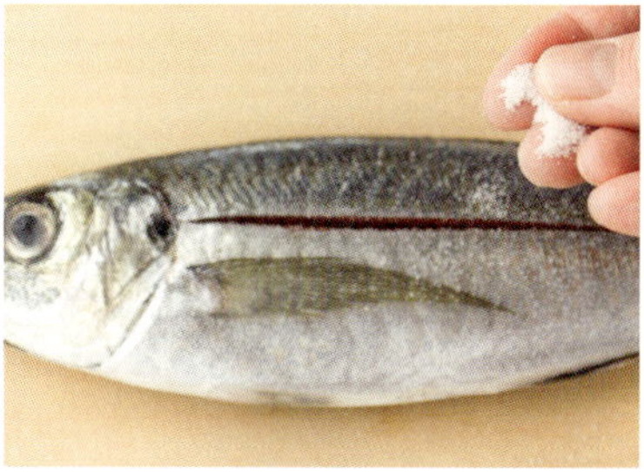

*両面焼きグリルでは、「盛りつけるとき表になる面」を上にする。片面焼きグリルでは下にして焼き、途中で上下を返す。

いわしバーグ

材料（大人2人＋子ども2人分）

いわし（開いたもの）…大4尾分（250g）

A
- おろししょうが…小さじ1
- ねぎのみじん切り…1/2本分（50g）
- 卵…1個
- 酒…大さじ1
- かたくり粉…大さじ1

サラダ油…大さじ1/2

しょうゆ…大さじ1

みりん…大さじ3

好みでレタスのせん切り、ミニトマト各適量を添える

1人分 鉄 0.4mg

1人分 カルシウム 56mg

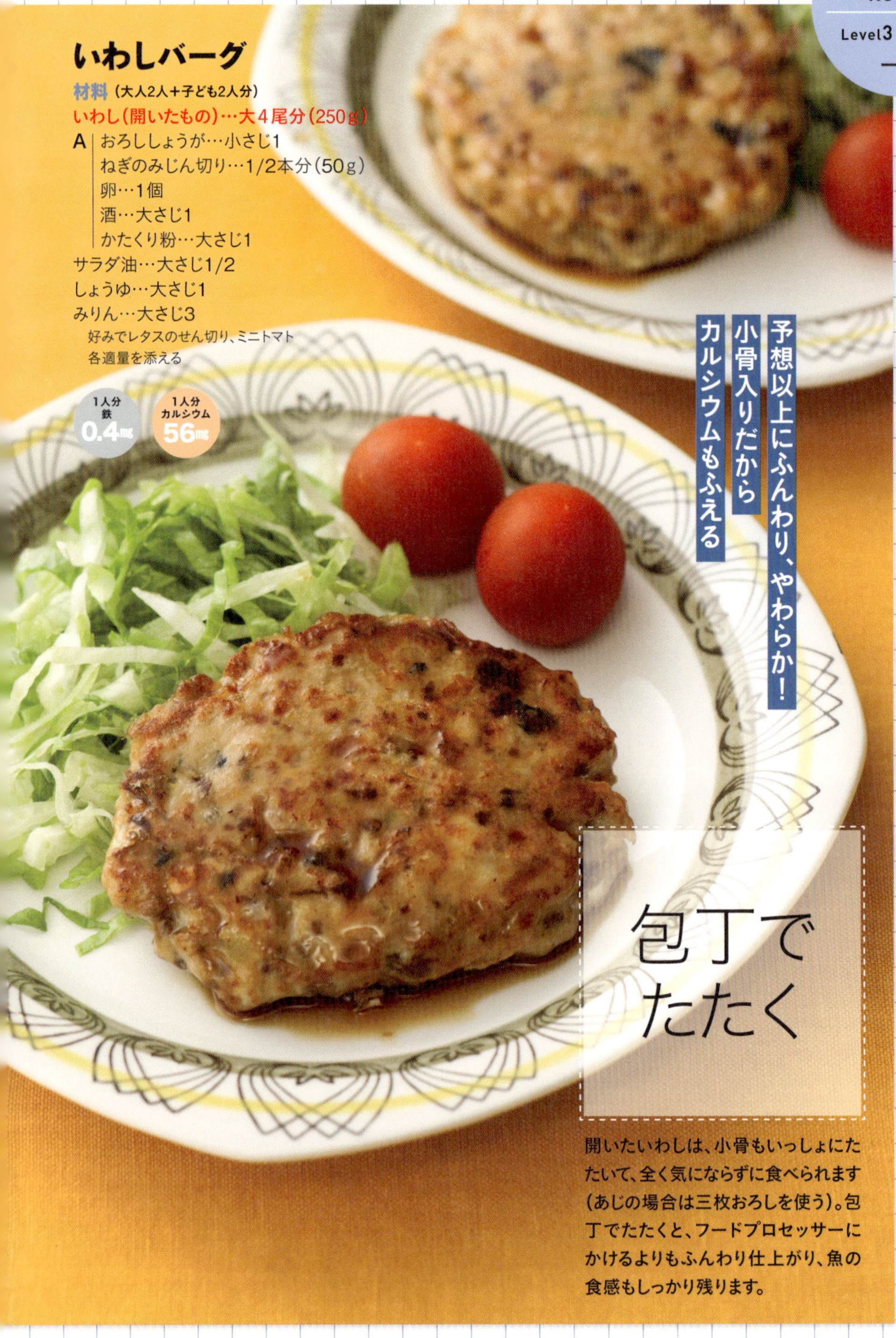

予想以上にふんわり、やわらか！
小骨入りだから
カルシウムもふえる

包丁でたたく

開いたいわしは、小骨もいっしょにたたいて、全く気にならずに食べられます（あじの場合は三枚おろしを使う）。包丁でたたくと、フードプロセッサーにかけるよりもふんわり仕上がり、魚の食感もしっかり残ります。

作り方のキホン

たねを作る

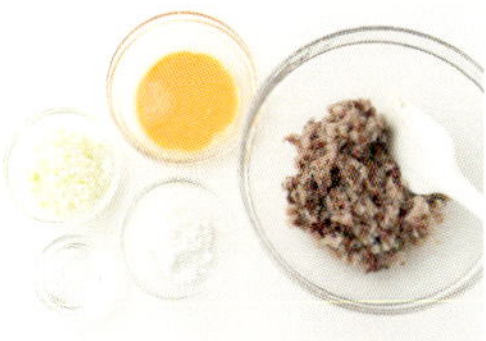

ボウルにいわしを入れ、Aを加え、へらでまぜる。

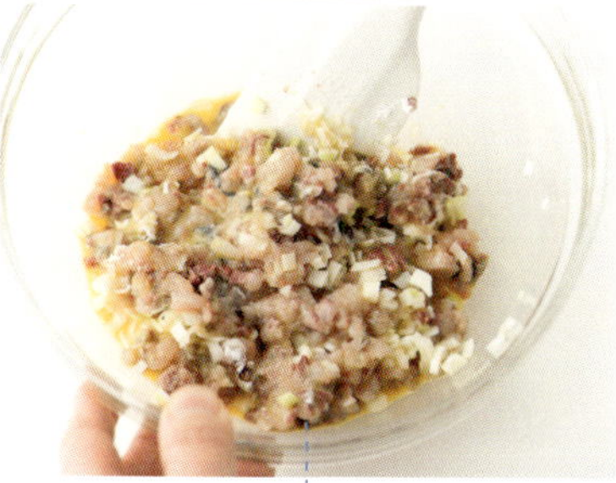

焼く

フライパンにサラダ油を入れ、中火にかける。たねをスプーンで1/4量ずつすくって楕円形に広げ入れる。

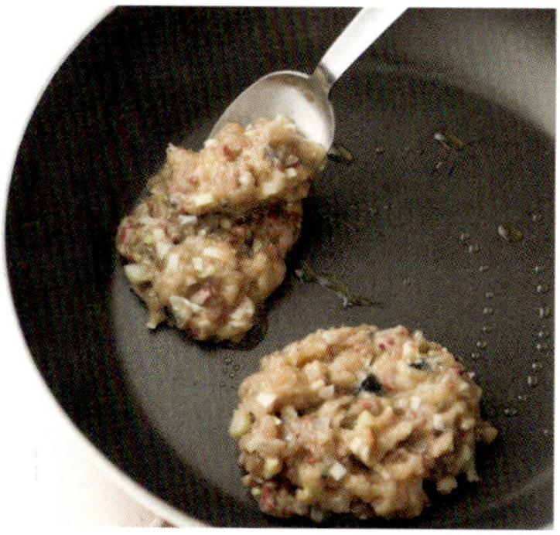

両面を焼いて火が通ったら、しょうゆ、みりんを加え、途中で返しながら照りが出るまで煮詰める。
＊たねがとてもやわらかいので、手で形づくらずに、スプーンでフライパンに入れる。焼けばかたまるので大丈夫！

背びれ・尾びれをとる

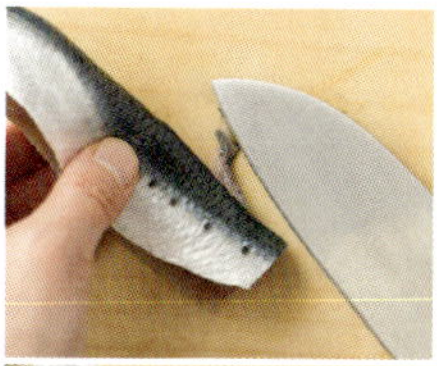

いわしは背びれに包丁をあてて引っぱってとり、尾びれは切り落とす。

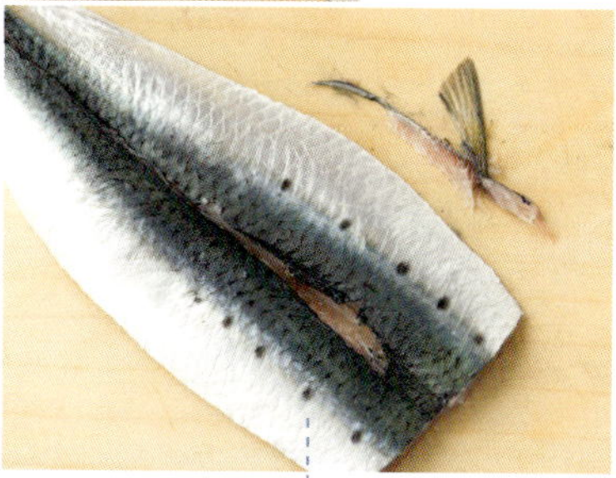

包丁でたたく

包丁で1cm幅に切ってから、小骨もいっしょにたたく。こまかく刻んで、大きなかたまりがなくなればOK。

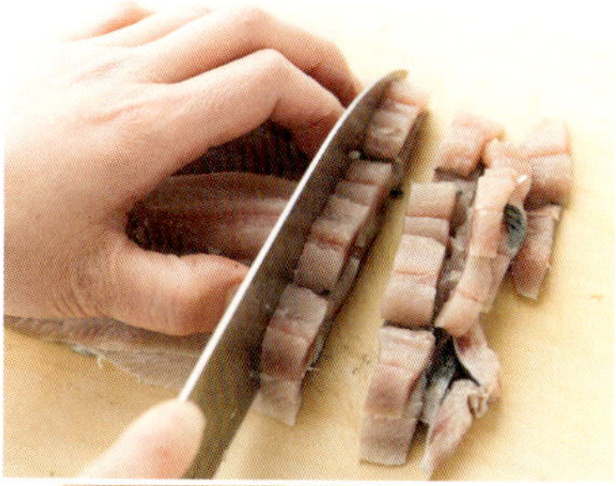

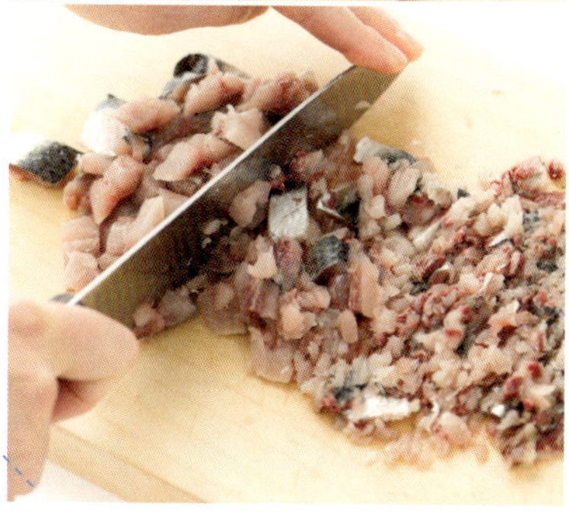

Check! 魚の栄養のキホン

魚は良質なたんぱく質と、DHA・EPA（必須脂肪酸）の貴重な供給源。
肉類には乏しいビタミン・ミネラルを豊富に含むことも魅力です。

魚の特徴は？

白身の魚

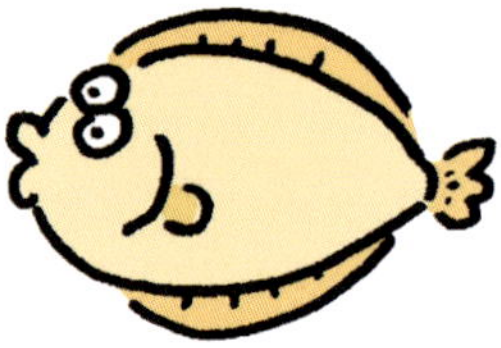

“鮭”も白身の仲間！味がよくて高たんぱく

鮭、たら、たい、かれいなどは、骨を強化するビタミンDが多く含まれます。青背や赤身よりDHA・EPAは少ないですが、うまみが多くて子どもも食べやすい魚です。

おすすめ栄養成分

たんぱく質　ビタミンD　DHA　EPA

赤身の魚

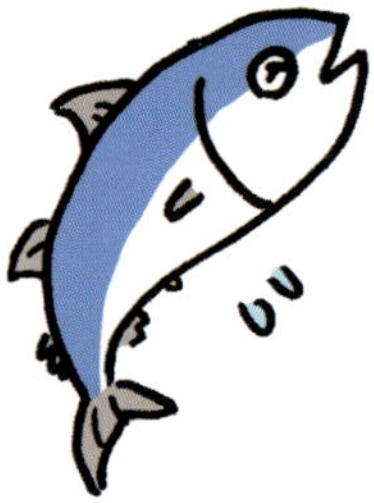

発達した筋肉に鉄を含む赤い色素が豊富！

かつおやまぐろなどは、吸収されやすいヘム鉄を豊富に含みます。かつおには赤血球の生成を促すビタミンB_{12}、まぐろには皮膚や粘膜を強くするビタミンAも豊富。

おすすめ栄養成分

たんぱく質　鉄　DHA　EPA　ビタミンD

青背の魚

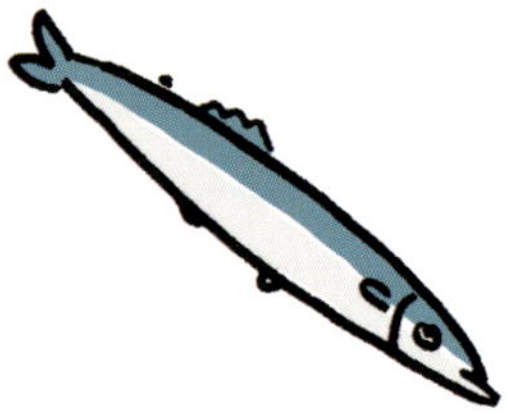

脂が乗って太った魚にDHA・EPAがたっぷり

さば、さんま、いわし、あじなどは脳を活性化するDHA、血流をよくするEPAの含有量が魚類でトップクラス。中性脂肪を減らし、肥満を防ぐ効果もあります。

おすすめ栄養成分

たんぱく質　DHA　EPA　ビタミンD

栄養価の高い「旬の魚」を選ぶ

旬の魚は安くて新鮮で、栄養価も高い。魚屋さんや鮮魚コーナーに並ぶ魚をチェックしてみて！

春～夏	3　4　5　6　7　8（月）
さわら	2～5月
かつお（初がつお）	4～6月
まぐろ（近海）	5～7月
あじ	5～7月
いわし	6～9月
すずき	6～8月

秋～冬	9　10　11　12　1　2（月）
鮭	9～11月
さんま	9～11月
かつお（戻りがつお）	9～10月
さば	11～3月
ぶり	12～4月
たら	12～2月

Part 5

おやつは手作り&体にいいものを選ぶ!

子どもにとっては“お楽しみ”のおやつ。
友達と楽しんだり、夕食前の空腹を満たしたりすることも
大切ですが、体にいいものを見極める力も育てましょう。

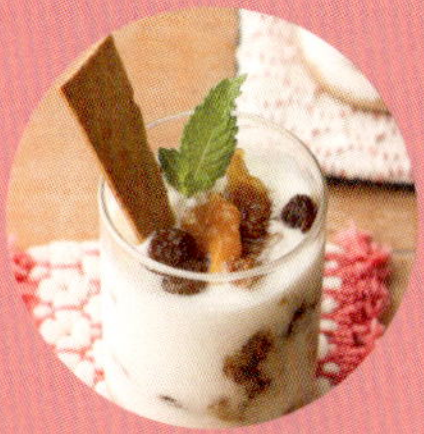

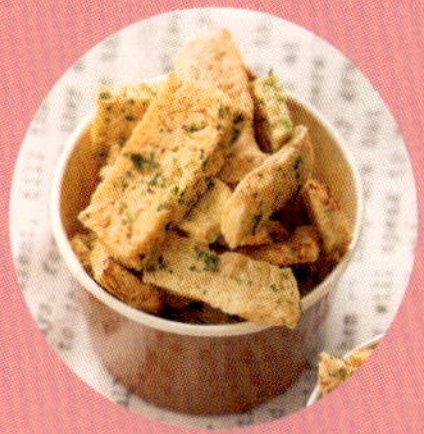

おやつ
食べ方File
01

必要なおやつは**体型**で変わる

食事で足りない栄養は、おやつで補う

これまでお話ししたように、たんぱく質、鉄、カルシウム、ビタミンD、DHAなど、子どもの成長期には必須なのに、不足させやすい栄養素は山ほどあります。

これらは食事で推奨量を満たすことがむずかしいため、補うには〝第4の食事＝おやつ〟が重要です。子どもが好きだからといって、おやつに栄養がからっぽのスナック菓子や、甘い炭酸飲料をあげている場合ではありません。おやつは子どもにとってはお楽しみですが、お母さんは「栄養をとらせるチャンス」と考えてください。

鉄やカルシウムを添加した食品は、食事での赤点を補う強い味方になってくれます。**シリアルやウエハース、乳製品（ヨーグルト、チーズ）などは、栄養を強化していても味が変わらないし、食べやすいです。**

おやつにうまくとり入れることも大事！

ただし、市販品の場合は、栄養素をとると同時に糖分もとりすぎないように注意しましょう。

「細めの子」「太めの子」のおやつは違う

食が細くて食事量が少ない子は、おにぎりやシリアル、もちなどの主食系の食べ物や、たんぱく質、良質な油脂の含まれるものがおすすめです。卵や乳製品のおやつ、亜麻仁油をたらしたスムージー、甘酒入りの豆乳など。おやつでおなかがいっぱいになり、食事を食べられないと困るため、適量にします。

逆に体重を気にしている太めの子は、脂肪が少なく、食物繊維の多いものを選んで。糖質とたんぱく質のエネルギー量は、脂質の3分の1ほどしかないので、太りぎみだとしたら、脂肪のとりすぎが影響しているかもしれません。乳脂肪の多いアイスクリームやケーキ、ポテトチップスなどは控え、小魚、大豆スナックなど、かみごたえのあるおやつで満足感を高められるといいですね。

甘い炭酸飲料のかわりに、炭酸水をフルーツジュース（果汁100%）でわったり、**酢は脂肪を燃焼させる効果があるため、黒酢やりんご酢でわったりしましょう。**生クリームのかわりに豆乳入りホイップ、ミルクチョコではなくビターチョコ、などもベターな選択です。

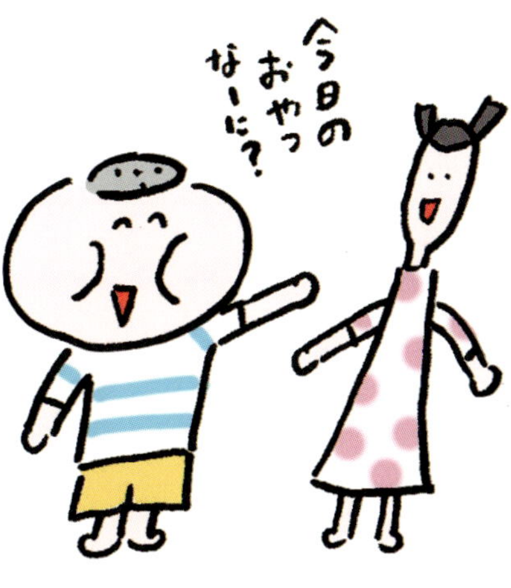

控えよ油脂＆糖分！ おやつはシンプル・イズ・ベスト

食材そのものや、地味なおやつが安心！

おやつは手作りすると、油脂と糖分を控えられて、子どもに必要な栄養をＯＮできるのがメリット。

といっても、手軽なものでかまいません。すぐあげられるのは、ふかしただけのさつまいもやとうもろこし、果物、ヨーグルトなど。暑い時期には、ぶどうやバナナなどのフルーツを一口大で凍らせておけば、アイスがわりにつまんで食べられます。

「豆乳バナナスムージー」にきな粉を入れる、「白玉あずき」の白玉に豆腐を入れる、仕上げにすりごまを振るなど、身近なもので簡単に、栄養ＯＮ！もやってみてください。

市販のおやつなら、お米のポン菓子、干しいも、甘栗、いり大豆、そばクッキーなど、昔ながらの素朴な和のおやつは、使っている材料

原材料が厳選されているか見て！

米　　菓
うるち玄米（国内産）、ごま、しょうゆ（大豆・小麦を含む）、麦芽糖、ばれいしょでんぷん

焼　菓　子
小麦粉・砂糖・鶏卵・そば粉・膨脹剤

大豆チップス
大豆（国産、遺伝子組換えでない）、米油（国産）、てんさい糖（国産）、粉末酢、食塩（国産）、昆布エキス、ごま油、あおさ

が少なく、安心なものが多いです。スーパーでは地味なコーナーに並んでいますが、見つけてみましょう。

原材料で「体にいい・悪い」を見極める

原材料の食品表示は、含有量の多い順に並んでいます。油脂、糖類、食塩が上位にないか、しかも何種類も入っていないかをチェック。

特に、**マーガリンやショートニングには、体に害があると認められている「トランス脂肪酸」が多く含まれるため、注意が必要です。**

ポテトチップスなどのスナック菓子も、空気にふれて酸化した油が多く含まれるため、おすすめできません。

また、**異性化液糖（ブドウ糖果糖液糖・果糖ブドウ糖液糖・高果糖液糖）は、糖尿病や、老化を促進する糖化のリスクをふやすため、極力とりたくない糖分です。**

家でのおやつについては親が管理できるのですが、子どもの間では〝お菓子の交換会〟も盛んだと思います。週に一度くらいのお楽しみであればOKですが、日常的に食べすぎるのは避けたいもの。

「好きなものが、体にいいとは限らないよ。体に悪いものもあるよ」と伝え、子ども自身に〝食べ物を選ぶ力〟が身につくように教えましょう。

家でのおやつはなるべく手作りや、油脂と糖分を控えたものにして、それらを好む舌を育てていくことも大切です。

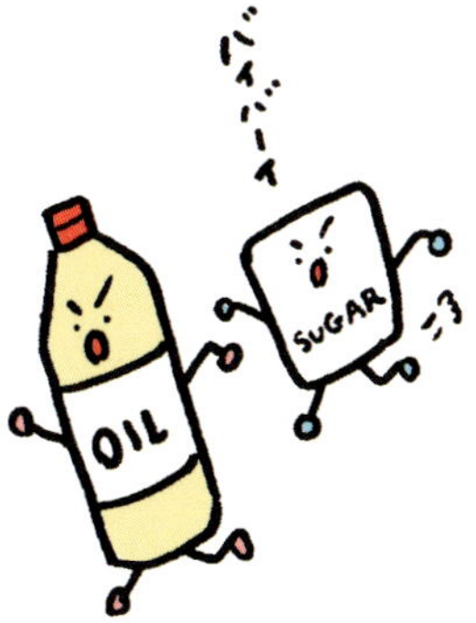

油脂と糖分、添加物の多いものは要注意！

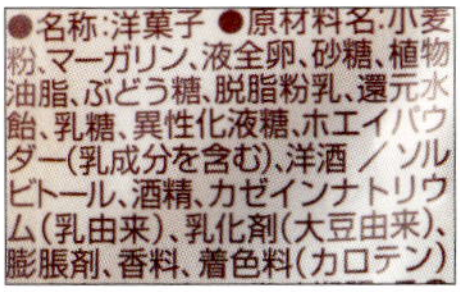
●名称：洋菓子 ●原材料名：小麦粉、マーガリン、液全卵、砂糖、植物油脂、ぶどう糖、脱脂粉乳、還元水飴、乳糖、異性化液糖、ホエイパウダー（乳成分を含む）、洋酒／ソルビトール、酒精、カゼインナトリウム（乳由来）、乳化剤（大豆由来）、膨脹剤、香料、着色料（カロテン）

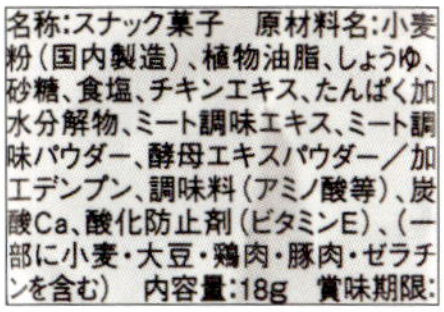
名称：スナック菓子　原材料名：小麦粉（国内製造）、植物油脂、しょうゆ、砂糖、食塩、チキンエキス、たんぱく加水分解物、ミート調味エキス、ミート調味パウダー、酵母エキスパウダー／加工デンプン、調味料（アミノ酸等）、炭酸Ca、酸化防止剤（ビタミンE）、（一部に小麦・大豆・鶏肉・豚肉・ゼラチンを含む）　内容量：18g　賞味期限：

ちょこちょこつまんで
コツコツ鉄をとれる

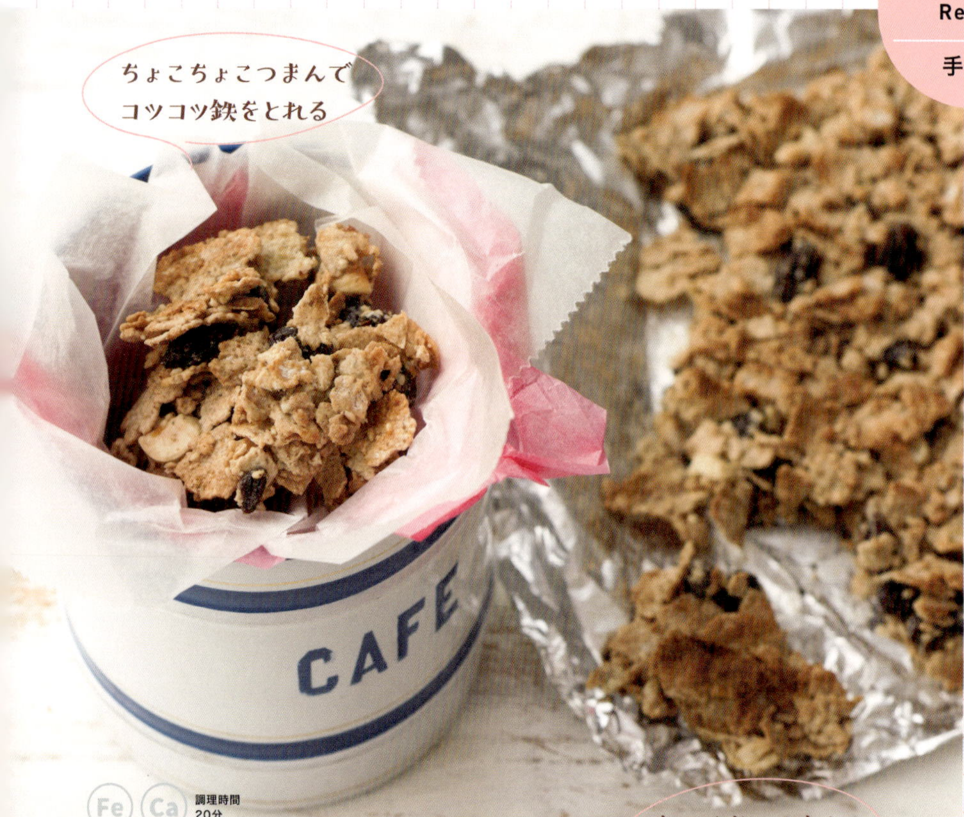

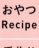

トースターのトレー
1枚で焼くだけ！

Fe Ca 調理時間 20分

シリアルクッキー

材料（オーブントースターのトレー1枚分）

A｜玄米フレーク
　（栄養強化・甘くないタイプ）
　…70g
　小麦粉…大さじ2
　レーズン…大さじ4
　すり白ごま…大さじ2
ミックスナッツ…20g
メープルシロップ…大さじ2

作り方

1 ナッツはポリ袋に入れ、めん棒でたたいてあらく砕く。
2 ボウルにナッツとAを入れてまぜ、メープルシロップを回しかけ、ゴムべらでざっくりまぜて全体にまぶす。
3 オーブントースターのトレーにアルミホイルを敷き、2をのせて平らに広げ、10分焼く（途中で焼き色がついたら、アルミホイルをかぶせる）。

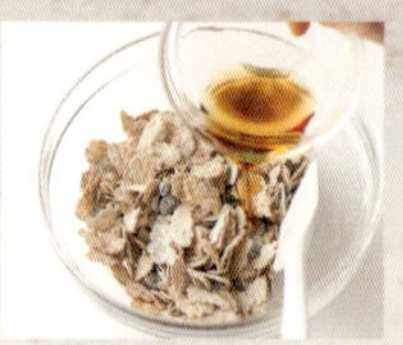

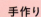

小麦粉とシロップはさっくりまぜる
フレークが粉々になると、焼いたときにかたくなってしまうので、ざっくりまぜればOK。

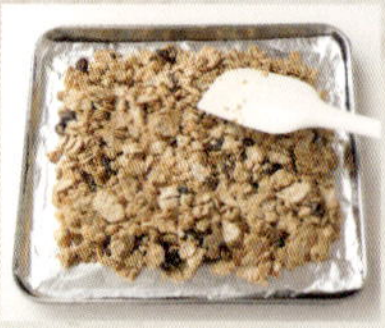

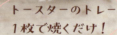

トレーに広げて軽く押す
全体がくっつくように、ゴムべらで軽く押す。

栄養スゴmemo
鉄・カルシウムが強化されたシリアルは、おやつに便利。レーズン、ナッツ、ごまをプラスすることで、必須脂肪酸や抗酸化成分も盛り込んだ高栄養おやつに！

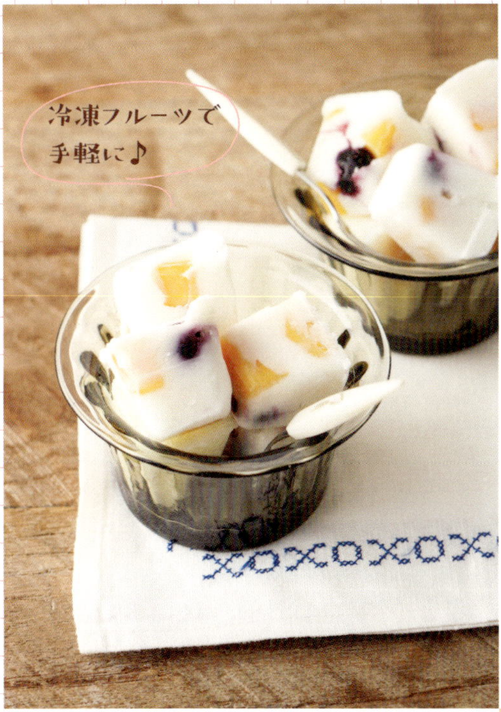
冷凍フルーツで
手軽に♪

たんぱく質 Ca Vitamin C 調理時間35分
凍らせる時間は除く

ヨーグルトアイス

材料（製氷皿1つ分）

ヨーグルト（無糖）……300g
マンゴー（冷凍）……50g
ブルーベリー（冷凍）……10個
はちみつ……大さじ1/2

作り方

1 キッチンペーパーを敷いたざるをボウルに重ね、ヨーグルトを入れて30分ほど水きりする。
2 製氷皿に1cm角に切ったマンゴー、ブルーベリーを均等に分け入れる。
3 1にはちみつを加えてまぜ、2に流し入れて冷凍庫で凍らせる。

栄養スゴmemo

カルシウム源のヨーグルトは、発酵によって乳糖が分解されていて消化しやすく、整腸作用もあります。凍らせればアイスに。

たんぱく質 Ca Vitamin C 調理時間10分
冷やす時間は除く

フルーツレアチーズ

材料（2人分）

ヨーグルト（無糖）…200g
ドライフルーツ（マンゴー、いちじく、レーズンなど・無糖）…合わせて60g
クラッカー…10g

作り方

1 ドライフルーツは大きければ食べやすい大きさに切る。
2 グラスの底にクラッカーを割り入れ、ヨーグルトと1を交互に入れる。ラップをかけ、冷蔵庫に一晩おく。好みでミント、クラッカーを飾る。

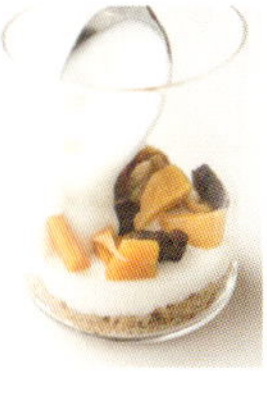

ドライフルーツとヨーグルトを重ねる

ドライフルーツが水分を吸って、しっとり。一晩たつとレアチーズ風に！

栄養スゴmemo

ドライフルーツは、鉄などミネラルの補給に。無糖でもじゅうぶん甘いです！ ヨーグルトと合わせるとしっとりもどり、ほどよい甘さになります。

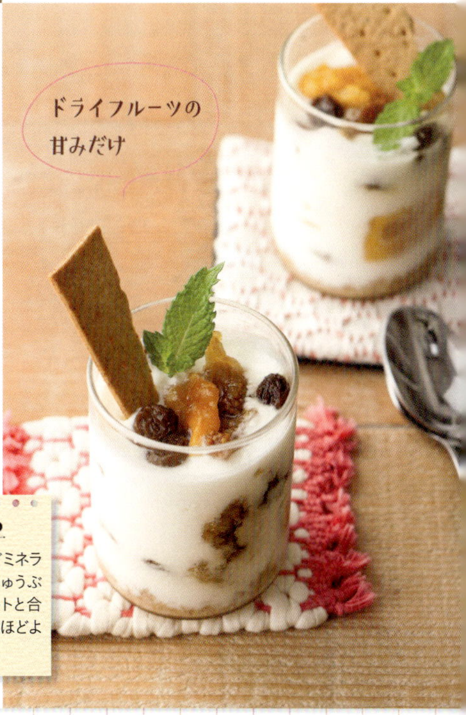
ドライフルーツの
甘みだけ

Vitamin C　抗酸化力　調理時間 10分

オレンジ白玉

材料（2人分）

白玉粉…80g
オレンジジュース（果汁100%）…大さじ5〜6
キウイ…1個
はちみつ…少々

作り方

1 ボウルに白玉粉を入れ、オレンジジュースを少しずつ加え、耳たぶくらいのかたさにねる。
2 鍋に湯を沸かす。**1**を10等分し、丸めて中央をくぼませ、湯に落とす。浮いてから2〜3分ゆで、冷水にとり、ざるに上げる。
3 キウイは半月切りにし、器に**2**と盛り合わせ、はちみつをかける。

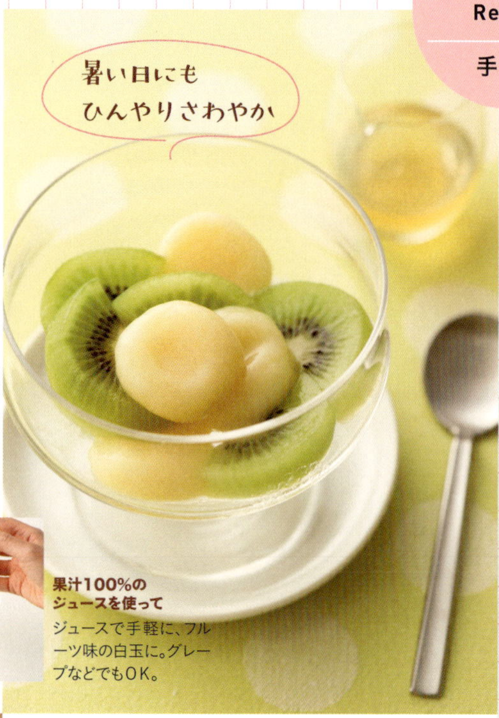
暑い日にも
ひんやりさわやか

栄養スゴmemo

フルーツと果汁でビタミン補給を。プラスする甘みとして、はちみつやオリゴ糖を使うと、腸内環境をととのえられます。

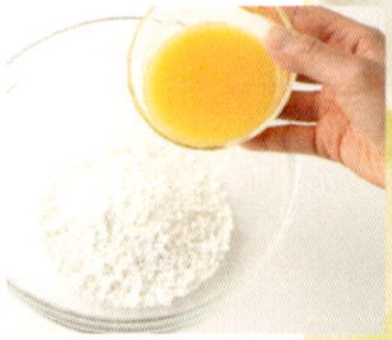

果汁100%のジュースを使って
ジュースで手軽に、フルーツ味の白玉に。グレープなどでもOK。

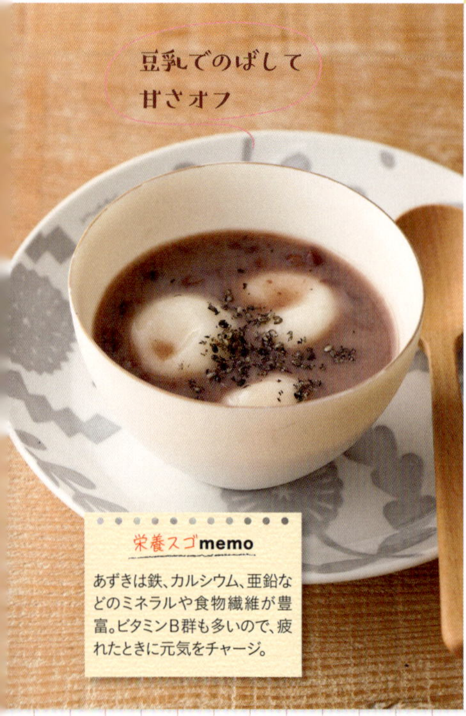
豆乳でのばして
甘さオフ

栄養スゴmemo

あずきは鉄、カルシウム、亜鉛などのミネラルや食物繊維が豊富。ビタミンB群も多いので、疲れたときに元気をチャージ。

たんぱく質　Fe　Ca　調理時間 15分

豆乳白玉しるこ

材料（2人分）

白玉粉…40g
絹ごし豆腐…60g
A｜ゆであずき缶…150g
　｜水…1/4カップ
豆乳（無調整）…1/4〜1/2カップ
すり黒ごま…少々

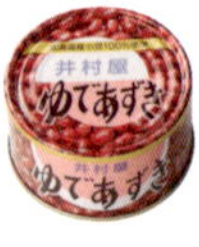
井村屋
ゆであずき

作り方

1 ボウルに白玉粉と豆腐を入れて軽くまぜ、5分おく。
2 鍋に湯を沸かす。**1**がやわらかくなったらよくねって6等分し、丸めて中央をくぼませ、湯に落とす。浮いてから2〜3分ゆで、冷水にとり、ざるに上げる。
3 鍋に**A**を入れて熱し、とろみが出てきたら豆乳を加え、煮立つ直前に火からおろす。器に盛り、**2**を入れ、ごまを振る。

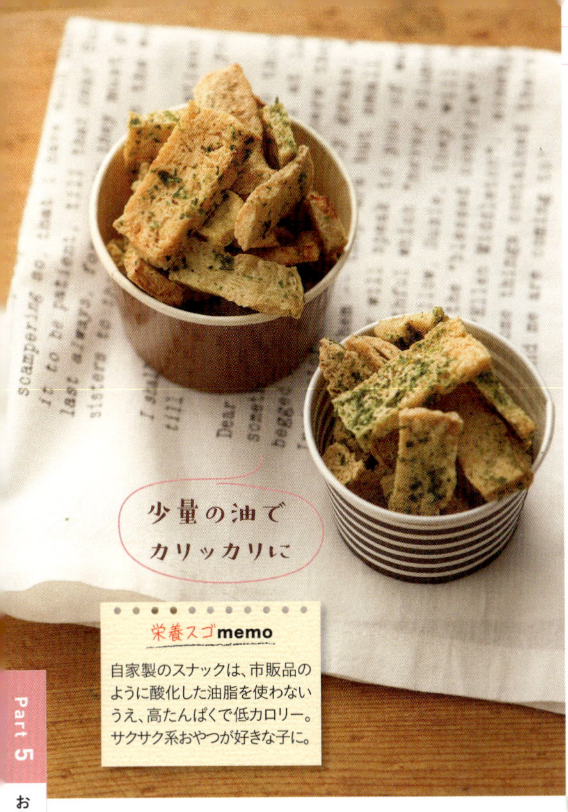
少量の油で
カリッカリに

栄養スゴmemo

自家製のスナックは、市販品のように酸化した油脂を使わないうえ、高たんぱくで低カロリー。サクサク系おやつが好きな子に。

たんぱく質　Ca　調理時間40分
凍らせる時間は除く

豆腐スナック

材料（2人分）

木綿豆腐…1/3丁（100g）
サラダ油…大さじ1/2
塩、青のり…各適量

作り方

1 豆腐は6等分し、凍らせる。凍ったら両手でそっとはさんで水けをしぼり、ボウルに入れてサラダ油をからめ、5㎜厚さに切る
2 オーブンの天板にクッキングシートを敷いて1を並べ、150度に予熱したオーブンで30分、水分がなくなるまで焼く。熱いうちに塩、青のりをまぶす。

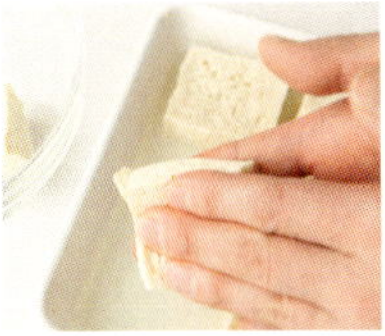

凍らせると水分をしぼれる

豆腐がスポンジ状になり、ギュッと押すと中の水分が抜ける。

Vitamin C　抗酸化力　調理時間 50分

かぼちゃかりんとう

材料（ポリ袋1つ分）

かぼちゃ…皮と種を除いて150g
かたくり粉…大さじ6弱（55g）
A｜砂糖…大さじ1
　｜水…大さじ1
すり白ごま…大さじ1

作り方

1 かぼちゃは耐熱ボウルに入れてラップをかけ、電子レンジ（600W）で3分加熱してやわらかくする。
2 かたくり粉を加えて手でよくこね、ポリ袋に入れて7〜8㎜厚さにのばし、冷蔵庫で15分休ませる。
3 オーブンの天板にクッキングシートを敷き、2を棒状に切って並べる。170度に予熱したオーブンで22分焼く。
4 フライパンにAを入れ、熱して砂糖をとかし、茶色くなってきたらすぐに3、ごまを加えてからめる。

栄養スゴmemo

野菜の中で栄養価がトップクラスのかぼちゃは、免疫力アップの味方。モソモソ感が嫌いな子も、かりんとうなら食べやすい。

ポリ袋で平らにのばす

かぼちゃは袋の中で長方形にのばし、袋を切って広げ、棒状に切る。

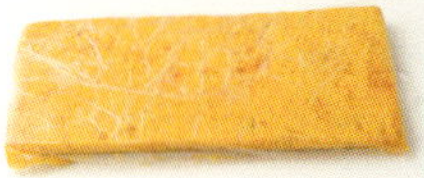

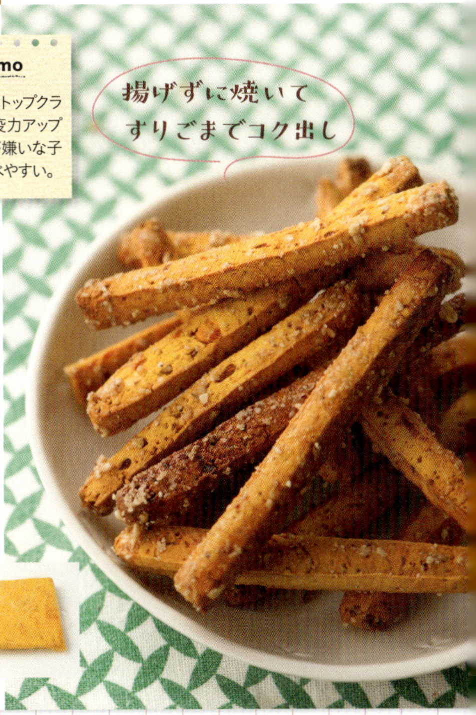
揚げずに焼いて
すりごまでコク出し

Fe Ca 調理時間 30分

ココアマフィン

材料（直径5㎝のカップケーキ型10〜12個分）

A｜スキムミルク…大さじ4
　｜水…40㎖

卵…1個

きび砂糖…40g

サラダ油…大さじ1

B｜薄力粉…50g
　｜きな粉…10g
　｜ココアパウダー（無糖）…10g
　｜ベーキングパウダー…小さじ1

プルーン…60g

作り方

1 Aは合わせてまぜ、スキムミルクをとかす。

2 ボウルに卵を割りほぐし、きび砂糖、サラダ油、1を加えて泡立て器でまぜる。Bを合わせてふるい入れ、粉っぽさがなくなるまでまぜる。

3 天板に型を並べ、生地を均等に分け入れ、ちぎったプルーンをのせる。170度に予熱したオーブンで11〜12分焼く。

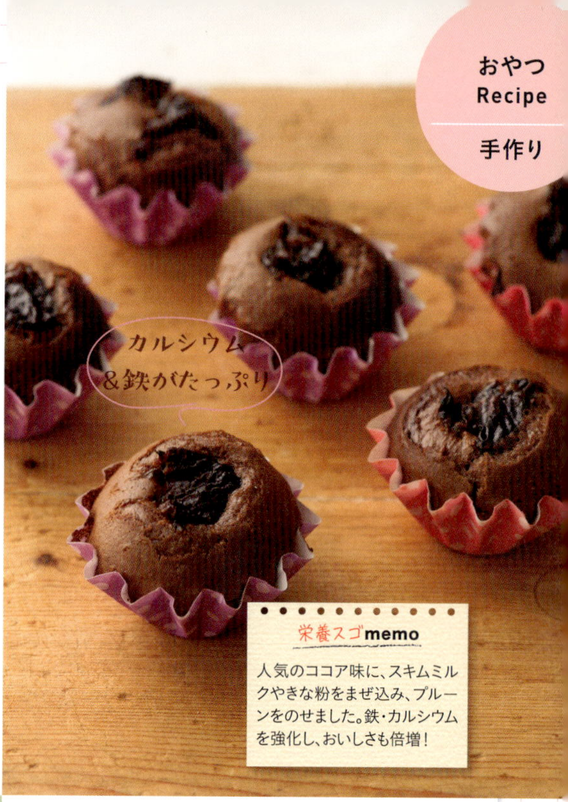
カルシウム&鉄がたっぷり

栄養スゴmemo

人気のココア味に、スキムミルクやきな粉をまぜ込み、プルーンをのせました。鉄・カルシウムを強化し、おいしさも倍増！

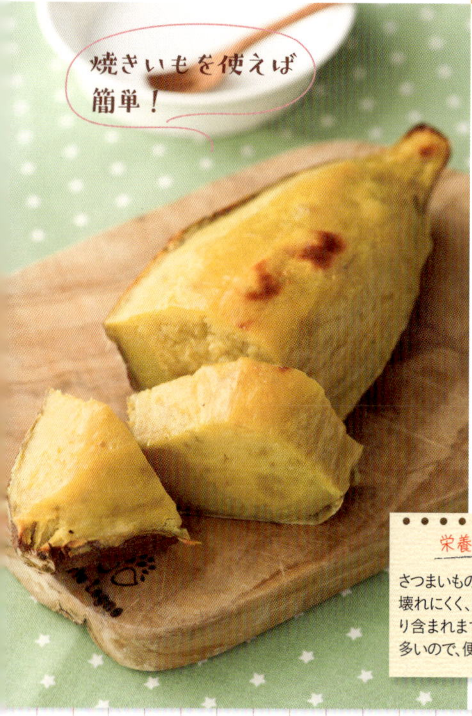
焼きいもを使えば
簡単！

Vitamin C 調理時間 30分

焼きいもグラタン

材料（焼きいも1個分）

焼きいも…直径6×20㎝くらい

A｜とき卵…1個分（仕上げ用に大さじ1を残す）
　｜メープルシロップ…大さじ1
　｜牛乳…適量

＊牛乳はさつまいもの水分によって調整する。

作り方

1 焼きいもは縦半分に切り、中身をスプーンでくりぬいてボウルに出してつぶす。

2 Aをまぜて再び皮に詰める。オーブントースターのトレーにアルミホイルを敷いてのせ、表面に仕上げ用のとき卵をぬり、焼き色がつくまで20分ほど焼く（途中で焼き色がついたら、アルミホイルをかぶせる）。

栄養スゴmemo

さつまいものビタミンCは加熱で壊れにくく、焼きいもにもたっぷり含まれます。食物繊維は皮に多いので、便秘解消に活用を。

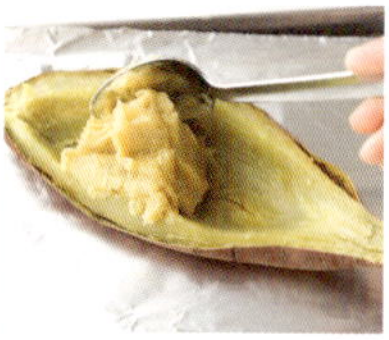

皮を器にして詰め直す
卵や牛乳でやわらかくした中身を詰める。

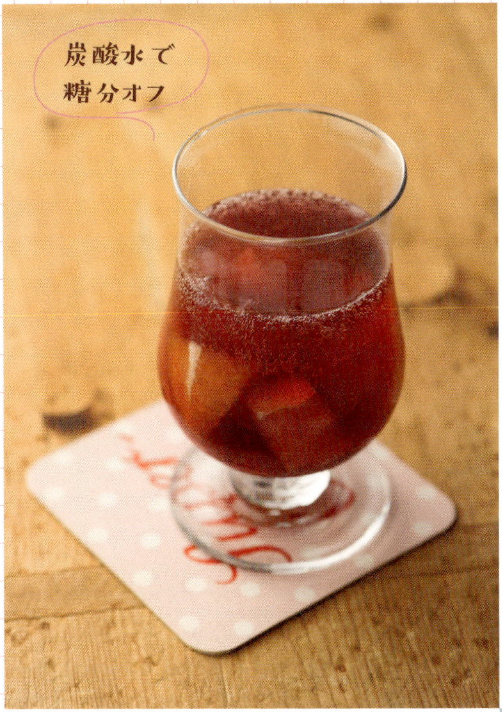
炭酸水で
糖分オフ

Vitamin C　調理時間 5分

子どもサングリア

材料（2人分）

グレープジュース…200mℓ
炭酸水（無糖）…200mℓ
オレンジ…1個
グレープフルーツ…1/2個

作り方

1 オレンジ、グレープフルーツは皮をむいて一口大に切る。
2 グラスに1、グレープジュースを入れ、炭酸水を注ぐ。

栄養スゴmemo

甘い炭酸飲料が好きな子には、ジュース＋無糖の炭酸水にすれば糖分をオフできます。フルーツは好みのものをプラスして。

Ca　たんぱく質　調理時間 5分

甘酒ラッシー

材料（2人分）

ヨーグルト（無糖・または牛乳）
…200g
甘酒…200mℓ
レモン汁（好みで）…少々

作り方

1 ヨーグルトに甘酒を少しずつ加えてまぜる。
2 好みでレモン汁を加える。

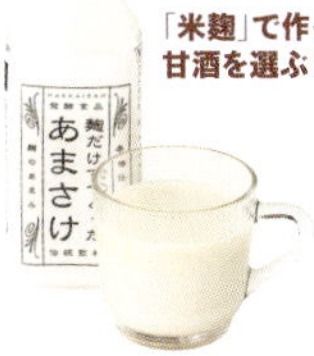
あまさけ

「米麹」で作った
甘酒を選ぶ！

栄養スゴmemo

甘酒にはビタミンB群やアミノ酸が豊富なので疲労回復に。糖分は多いので乳製品や豆乳でわるなどして、とりすぎに注意。

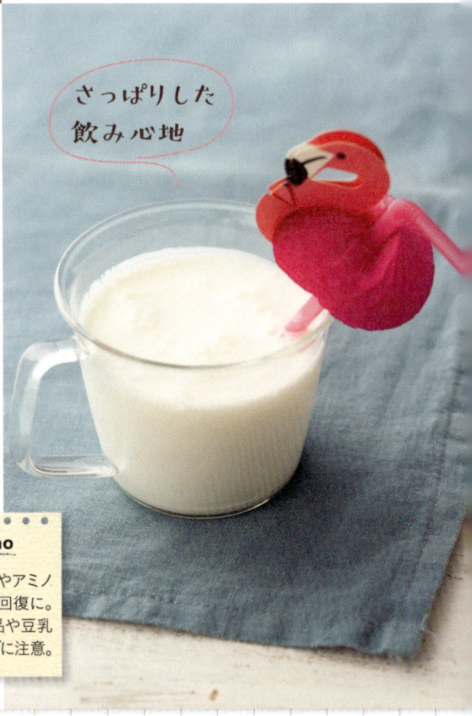
さっぱりした
飲み心地

「市販のおやつ」おすすめリスト

食事の「栄養を補う」ものを選んで、食事に「影響しない」量をあげましょう。

卵・乳製品系

たんぱく質&カルシウムが豊富！
成長期のおやつにおすすめ

鉄やカルシウムを強化した商品も！

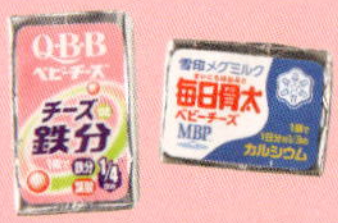

チーズ

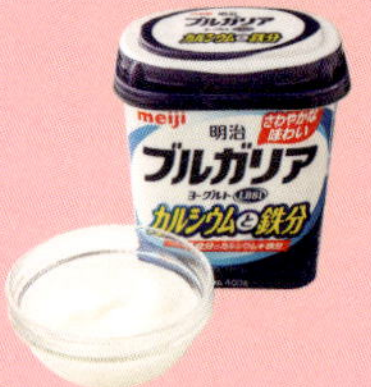

ヨーグルト

ケーキを食べるなら

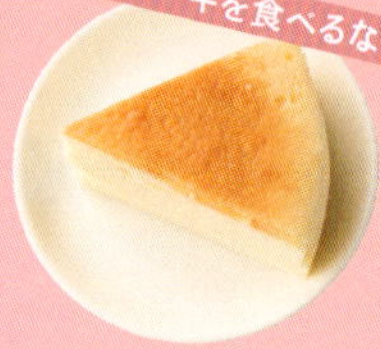
チーズケーキ

コンビニで買うなら

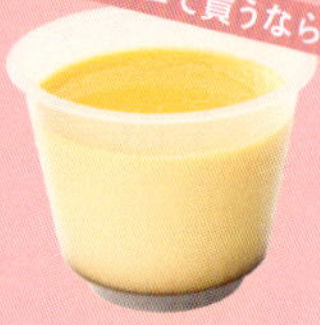
プリン
（生クリーム不使用）

ひんやり系

カロリーや甘さを控えて
食べすぎに注意！

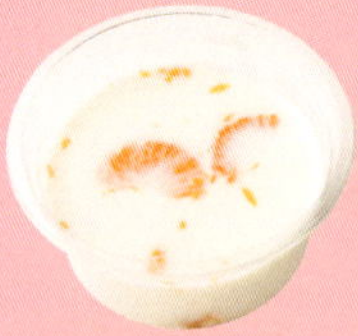
牛乳寒天・杏仁豆腐

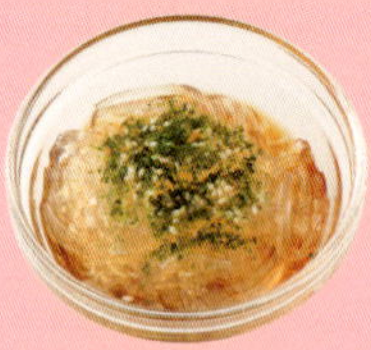
ところてん

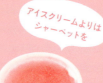

アイスクリームよりはシャーベットを

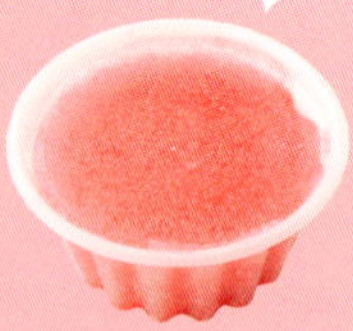
氷菓

果物

ビタミン補給のために
おやつでも登場させて！

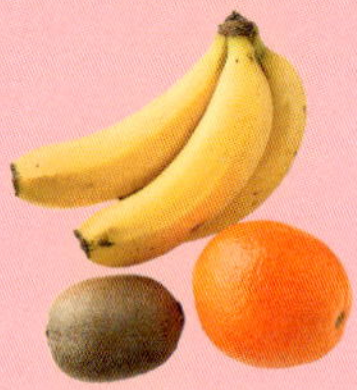
季節の果物

ドリンク

栄養価のあるものを選んで！
甘いおやつには麦茶を

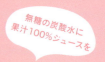

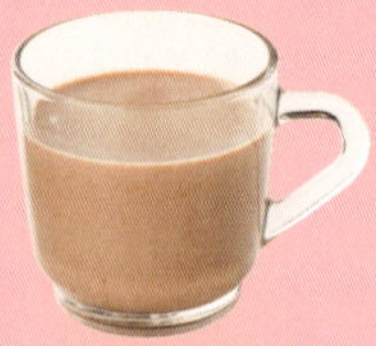
豆乳ココア

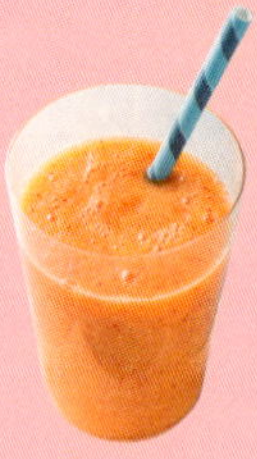
スムージー

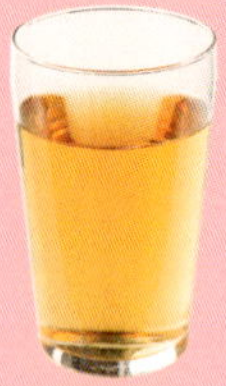
麦茶

無糖の炭酸水に果汁100%ジュースを

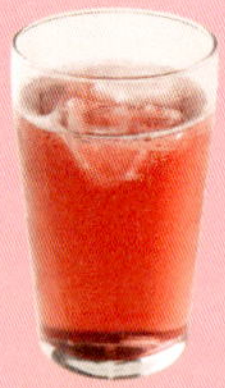
炭酸水

どれを選べばいい?

ファット(油脂)&シュガー(砂糖)をとりすぎないように、原材料をよく確認!

買いおきOK

手軽に栄養アップできて
日もちのするものを選びたい

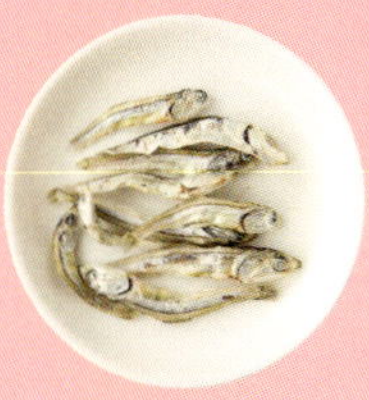
小魚

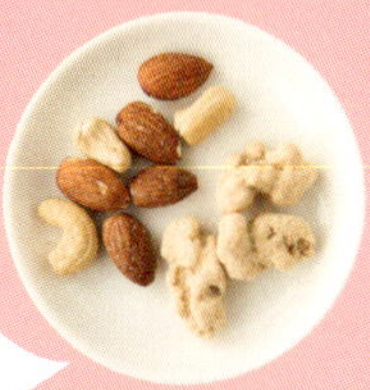
くるみ・ナッツ

良質な脂質がとれる

たんぱく質やミネラルが豊富!

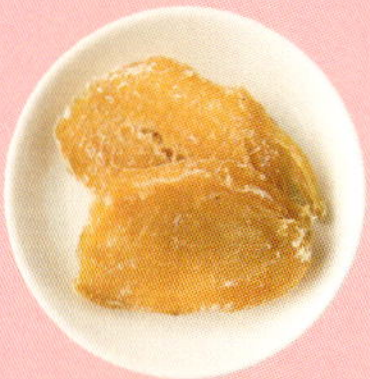
干しいも

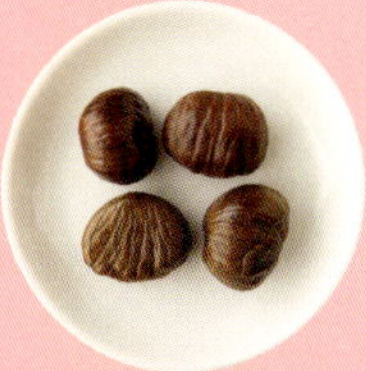
甘栗

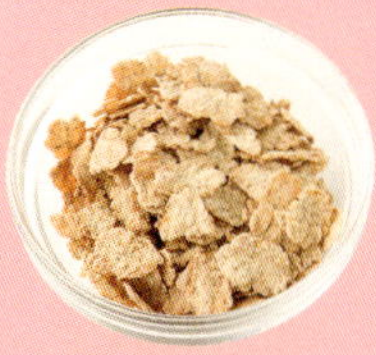
玄米フレーク

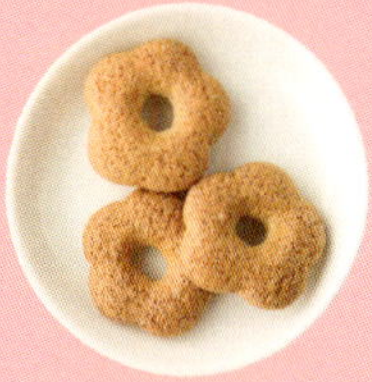
そばクッキー

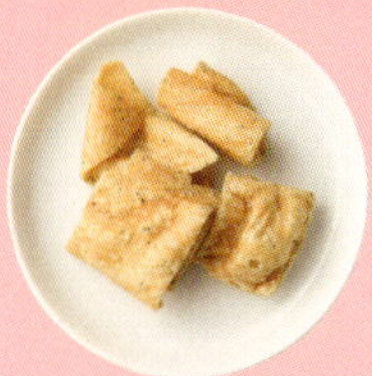
大豆チップス

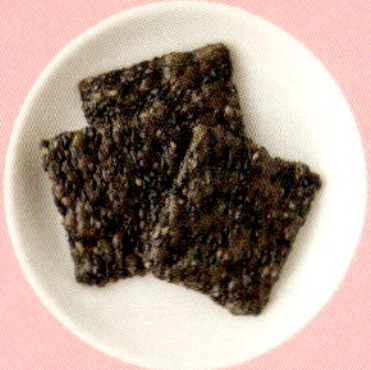
ごませんべい

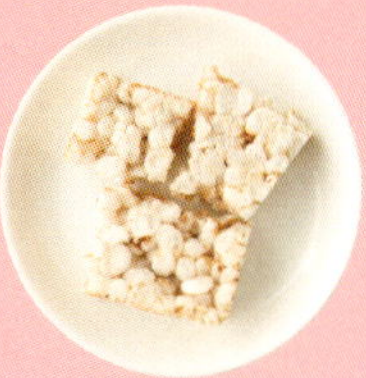
ポン菓子

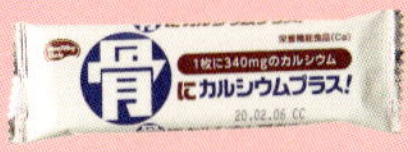

栄養強化ウエハース

鉄・カルシウムなどの栄養を強化した商品は、過剰にとりつづけると過剰症を起こす心配も。目安量にとどめましょう。

和菓子

洋菓子よりも低脂肪で
栄養素を多くとれる

洋菓子と和菓子の違いは?

和菓子の特長は、
食物繊維を含み、
脂肪分を含まないこと。
あずきやきな粉は
栄養価も優秀です。

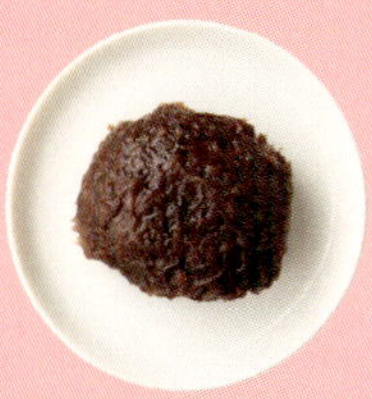
おはぎ

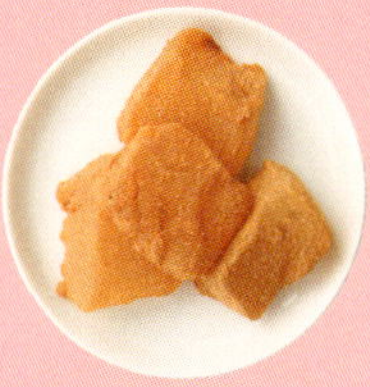
わらびもち

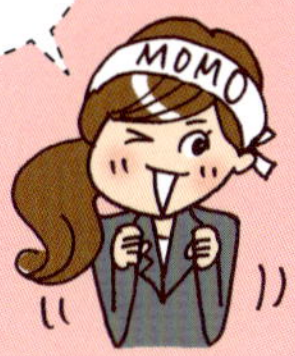

取材協力

ラブテリ トーキョー&ニューヨーク所属
管理栄養士／風間幸代、吉川恵美
研究解析担当／横尾美星、来住野麻美、
宮木弘子、三栖茉奈美

Staff

装丁・本文デザイン　今井悦子（MET）
装画　上路ナオ子
撮影　佐山裕子（主婦の友社）
イラスト　すぎうらゆう、ます田なお美
構成・文　水口麻子
編集担当　三橋亜矢子（主婦の友社）

主な参考文献
『頭のよい子に育てるために3歳から15歳のあいだに今すぐ絶対やるべきこと』
川島隆太著（アチーブメント出版）
『Baby Book Ⅱ』（Luvtelli Tokyo & NewYork）

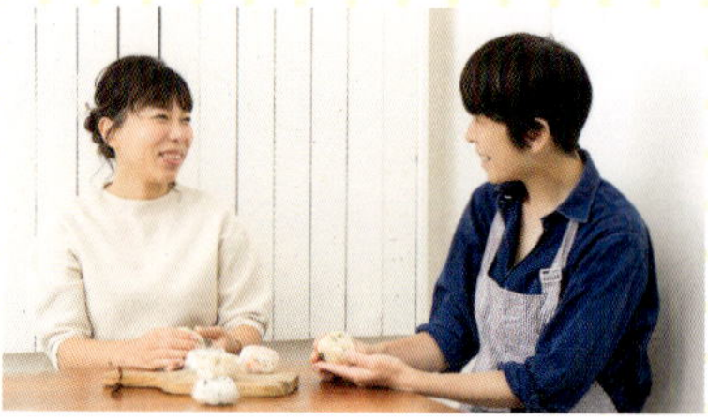

監修

予防医療コンサルタント
一般社団法人ラブテリ代表理事
細川モモ

両親のがん闘病を機に予防医療を志し、渡米後に最先端の栄養学に出合う。栄養アドバイザーの資格を取得したのち、2009年に医師・博士・管理栄養士など13種の専門家が所属する「ラブテリトーキョー&ニューヨーク」を発足。母子の健康向上を活動目的とし、食と母子の健康に関する共同研究を複数手がける。2児の母。

インスタグラム @momohosokawa

料理

ダンノマリコ

フードスタイリスト。フリーランスのフードコーディネーターのもとでアシスタントを6年間務めたのち独立。豊洲市場で仕入れた魚を使った“旬の魚を楽しむ会”や、親子でいっしょにごはんを作る“こどもごはん会”ほか、食べ物で旬を感じられるイベントを主宰するなど、さまざまなジャンルで活躍中。著書に『365日の保存びんレシピ202』（主婦の友社）などがある。1児の母。

成功《せいこう》する子《こ》は食《た》べ物《もの》が9割《わり》 最強《さいきょう》レシピ

2019年 7 月31日　第 1 刷発行
2025年 4 月20日　第 15刷発行

編　者　主婦の友社
発行者　大宮敏靖
発行所　株式会社主婦の友社
〒141-0021　東京都品川区上大崎3-1-1目黒セントラルスクエア
電話 03-5280-7537（内容・不良品等のお問い合わせ）
049-259-1236（販売）
印刷所　大日本印刷株式会社

ISBN978-4-07-438251-4

■本のご注文は、お近くの書店または主婦の友社コールセンター（電話0120-916-892）まで。
*お問い合わせ受付時間　月～金（祝日を除く）　10:00 ～ 16:00
*個人のお客さまからのよくある質問のご案内https://shufunotomo.co.jp/faq/